Arnaud GARCIA

Ostéopathe D.O.

La clé de la santé est dans l'intestin

Sommaire :

INTRODUCTION 4

PREMIÈRE PARTIE - Le fonctionnement de nos intestins ... 9

Chapitre 1 : Comment le stress affecte-t-il l'état de nos intestins ? 9

    Les trois phases du stress 11

    Face au stress : la réaction de nos intestins 13

Chapitre 2 : Prendre soin de son intestin 21

    Gérer le stress 24

    Mieux manger 45

Chapitre 3 : Le repos des intestins 55

    Le jeune intermittent 55

DEUXIÈME PARTIE - Perméabilité intestinale (intestin qui fuit) : causes, symptômes, solutions 61

Chapitre 1 : La perméabilité intestinale qu'est-ce que c'est ? 62

Chapitre 2 : Causes et Symptômes de la perméabilité intestinale 78

    Causes 78

    Symptômes 80

Chapitre 3 : Traitement de la perméabilité intestinale 84

Bannir les aliments nocifs 85

Encourager les aliments bénéfiques pour l'intestin 86

Compléments alimentaires de qualité 88

TROISIÈME PARTIE - LA MÉTHODE JAPONAISE POUR PRENDRE SOIN DE SON INTESTIN 92

Chapitre 1 : Notre alimentation conditionne les intestins et ceux-ci conditionnent le corps et l'âme. 92

Nous sommes ce que nous mangeons 92

Mettons de l'ordre dans nos intestins 99

Les alliés de l'intestin 110

Comment les intestins agissent sur notre humeur 117

Nettoyer ses intestins 122

Chapitre 2 : Une alimentation simple, tout au long de la vie 129

Le secret de la légendaire santé des Japonais 129

Le repas de Musashi Miyamoto 140

Notre Alimentation équivaut à notre énergie 146

Chapitre 3 : Comment renforcer son système immunitaire 150

Renforcer son corps grâce aux micronutriments et à la respiration 150

Renforçons nos défenses immunitaires 162

CONCLUSION 188

INTRODUCTION

Lorsque les intestins fonctionnent bien, le cerveau va à merveille. À la recherche du bien-être, c'est une quête permanente pour maintenir cet état où notre corps fonctionne de manière harmonieuse. Notre mode de vie moderne (stress, mauvaise alimentation, etc.) vient régulièrement mettre en danger cet équilibre qui permet le bon fonctionnement du corps et de l'esprit. Nous avons tendance à chercher des moyens pour maintenir cet équilibre, le cerveau cogite et l'on s'éparpille en cherchant vers l'extérieur divers moyens pour y parvenir. Pourtant il suffit de modifier cette façon de réfléchir et de se focaliser sur nous-mêmes, car c'est là qu'est la clé. Ce livre vous propose une toute nouvelle méthode : retrouver le bien-être grâce à la santé des intestins. Parvenir à cet équilibre du corps et de l'esprit demande de pratiquer une forme de « pensée flexible », c'est-à-dire qui ne dépend pas exclusivement de notre cerveau. « Je voudrais bien être en forme. » « Je voudrais trouver une stabilité émotionnelle. » « J'aimerais devenir plus créatif, plus intuitif. » « J'aimerais rester jeune, maigrir... » La réalisation de tous ces souhaits est entre nos propres mains en tant qu'êtres humains ; il suffit de prendre conscience des rapports qu'entretient notre corps notamment via les intestins et notre cerveau. Pour cela, il est primordial de porter notre attention sur nos activités vitales. Parmi elles : manger. Sans conteste, vivre, c'est manger. Ce lien devient encore plus évident si l'on remonte l'évolution des espèces jusqu'aux sources de la vie animale. Nous vivons parce que nous mangeons. Nous bougeons, nous pensons, nous ressentons parce que nous mangeons. Les sujets de ce livre sont les organes qui nous permettent de manger : j'ai nommé les intestins. Majestueusement repliés au centre de notre corps, ils se chargent de tous les nutriments que nous avalons. Les premiers êtres vivants possédaient déjà des bactéries qui pour certaines sont semblable à celles que l'on retrouve dans l'intestin. Le microbiote a aidé l'homme dans son adaptation à l'environnement et aux changements alimentaires tout au long de son évolution. À l'échelle de l'évolution, notre histoire avec les intestins est donc beaucoup plus longue que que ce que l'on pourrait penser et elle est le fruit d'un apprentissage qui s'est transmis de génération en génération. Notre système digestif est le point de départ de la vie telle que nous la connaissons. Pourtant, force est de constater que nous lui accordons aujourd'hui très peu d'attention, ce qui est tout à fait regrettable du point de vue de notre santé.

Le développement de notre cerveau nous a permis d'atteindre un degré d'intelligence incontestable. Cependant, avec le temps, notre matière grise a fini par endosser le rôle de personnage principal, nous éloignant petit à petit de parties du corps qui revêtent une importance capitale dans notre fonctionnement. Avez-vous parfois l'impression de ne pas vous sentir exister ? Si la réponse est oui, vous souffrez sans doute de cette surévolution : vous utilisez trop votre pensée cérébrale. Dans ces conditions, le simple fait de vivre devient pénible en soi. Quelques changements vous permettront de profiter d'une vie plus libre, plus heureuse. Il ne s'agit pas de principes abstraits, mais d'un mode de vie pratique et accessible à tous, inspiré par la compréhension du fonctionnement de notre corps. Pour ce faire, rien de compliqué ; débutons par poser la toute première pièce du puzzle, trop longtemps négligé : il est essentiel de prendre pleinement conscience que l'on est un être vivant, dont l'existence est intrinsèquement liée à celle de ses intestins.

Comme nous le verrons, cette relation entre le vivant et la digestion démontre qu'il est fondamental de manger de manière saine. Les intestins ne sont pas seulement, comme on le pense trop souvent, les organes de la digestion et de l'excrétion. Ils jouent aussi un rôle fondamental dans la gestion de nos émotions ou encore de notre immunité. Ne penser qu'avec sa tête est insuffisant pour profiter pleinement de l'existence. Où se trouve, dans notre corps, notre conscience ? Comment pouvons-nous la définir ? Ces questions qui, de tout temps ont passionné les philosophes, bénéficient aujourd'hui de nouveaux éclairages avec l'avancée des recherches scientifiques. La conscience : c'est la capacité de la plupart des êtres vivants à percevoir la réalité et à se reconnaître en elle. Chaque fois que nous voyons, ressentons ou percevons quelques que chose nous construisons notre conscience. C'est donc l'ensemble des informations nerveuses qui circulent dans notre corps qui font notre conscience. En changeant notre alimentation, en permettant à nos intestins de fonctionner de manière optimale, nous retrouvons une partie de ce qui fait notre conscience en tant qu'êtres vivants.

Depuis quelque temps, on entend souvent dire que les intestins seraient notre « second cerveau ». Grâce à ce livre, j'espère vous faire comprendre qu'ils revêtent une importance fondamentale et qu'à votre tour vous preniez conscience de leurs potentiels, de votre potentiel. Prendre soin de nos intestins peut conditionner notre façon de vivre puisqu'ils ont un impact sur notre humeur, notre vitalité, mais peut également nous éviter de développer certaines pathologies qui pourraient se développer à bas bruit sans que nous nous en rendions compte notamment à cause de la perméabilité intestinale que nous aborderons dans la deuxième partie de ce livre. Comme nous l'avons dit, aux origines de la vie, les êtres vivants étaient pourvus d'organes digestifs bien avant l'apparition de notre organe à cogiter. Longtemps, les êtres vivants ont ressenti avant d'être capables de penser. La tête pense, les intestins ressentent. Ressentir est nécessaire, au moins tout autant que penser. Cela permet d'agir en conscience et de prendre des décisions en accord avec soi-même. Éprouver profondément la vie permet de faire tomber, les uns après les autres, tous les blocages qui peuvent nous entraver. Le cerveau, nous pousse à prendre parfois de mauvaises décisions, à choisir des chemins qui ne nous correspondent pas ; nous devons apprendre à nous reconnecter à nos sensations, à écouter notre corps pour tendre vers une harmonie. Une meilleure compréhension de nos intestins en est une des étapes est pourrait améliorer notre vie au quotidien.

PREMIÈRE PARTIE - Le fonctionnement de nos intestins

Chapitre 1 : Comment le stress affecte-t-il l'état de nos intestins ?

> Le stress fait partie de la vie. On peut le diminuer, mais il est impossible de l'éliminer. Alors il est utile d'apprendre à bien le gérer. Proverbe chinois

Qui n'a jamais eu une « boule » au ventre à la veille de la rentrée des classes, à l'approche d'un examen ou lorsqu'on veut faire un discours important ? Qui n'a pas éprouvé la sensation d'avoir l'estomac noué, à tel point qu'il faut parfois courir aux toilettes pour se soulager d'une douleur soudaine ? Pas besoin d'être médecin pour ressentir les répercussions du stress sur nos intestins : nous en avons tous fait l'expérience. Mais pour mieux comprendre comment l'anxiété, facteur psychologique extérieur, peut engendrer des perturbations physiologiques au plus profond de notre corps, il faut expliquer comment fonctionne le stress et quel rôle il joue dans l'organisme. Le physiologiste canadien Hans Selye a défini ce concept en 1936. Il a décrit le stress comme une réaction de l'organisme à toute demande qui lui est faite : il peut s'y adapter ou s'en défendre. Dans les deux cas, il réagit. À l'origine, le stress n'est donc pas décrit comme un facteur positif ou négatif (voir ci-dessous). Une immense joie comme une grande tristesse peuvent provoquer une réactivité du corps, en entraînant par exemple un écoulement de larmes. En effet, le stress n'est bon ou mauvais qu'en fonction de ce que notre organisme en fait. Il est « bon » lorsque la force de la réaction de l'organisme est en rapport avec la situation à affronter. Il est « mauvais » lorsque la gravité de la situation est surestimée. Elle peut alors se transformer en hyper stress et conduire le corps à réagir de manière plus brutale et plus néfaste que le simple stimulus auquel il tente de répondre. Quand il est intense et prolongé, ce mauvais stress affecte sérieusement notre santé. Hans Selye a montré dans ses recherches que nous disposons de deux types d'énergie pour nous adapter au stress : une énergie superficielle, rapidement accessible et renouvelable (celle qui est régénérée par le repos et une alimentation adaptée) ; et une énergie plus profonde, non renouvelable, que nous devons préserver. C'est cette dernière qui est gravement endommagée par la persistance d'un grand stress.

Les trois phases du stress :

Il arrive que, lorsque nous sommes dans le calme, nous ayons l'impression qu'il est subitement déclenché par les crises, qu'il éclate à l'improviste sans que nous puissions le maîtriser.

D'autres fois, au contraire, nous avons l'impression qu'il reste sournoisement tapi en nous, qu'il nous envahit d'émotions négatives et qu'il provoque un malaise, permanent et inexplicable...

À vrai dire, le stress n'est pas irrationnel. C'est un processus structuré dont les opérations dans l'organisme suivent trois phases : l'alarme, la résistance, puis l'épuisement.

La phase d'alarme :
Dès que l'organisme est exposé à une situation jugée stressante, il réagit immédiatement en libérant des catécholamines (hormones produites par la glande médullosurrénale, dont l'adrénaline).

C'est l'étape initiale qui permet au corps de se préparer à lutter ou à fuir. À ce stade, le stress est la manifestation de notre instinct de survie.

Celles-ci augmentent le rythme cardiaque, la pression sanguine, le niveau de vigilance, la température corporelle... Ainsi le corps humain se prépare de l'oxygène pour les organes qui seront sollicités.

La phase de résistance :
Après la première phase, de nouvelles hormones, les glucocorticoïdes, sont sécrétées (par les glandes surrénales). Le corps se prépare à s'adapter. Cette phase permet de devenir résistant au stress : le corps s'efforce pour s'accommoder d'une agression qui dure, il apprend à résister à la faim, au froid, à l'effort. Ces hormones élèvent le taux de sucre dans le sang

pour fournir de l'énergie aux muscles, au cœur et au cerveau et maintenir un niveau constant de glucose. L'organisme se prépare à la dépense énergétique nécessaire pour répondre à la situation de stress. La sécrétion des glucocorticoïdes est autorégulée : des récepteurs du système nerveux central détectent les quantités libérées dans le sang et adaptent leur production.

La phase d'épuisement :
C'est le moment où l'afflux hormonal anormal engendre des réactions inutiles et peut donner des troubles entre autres comme des problèmes digestifs de l'anxiété ou bien de l'insomnie. Ajoutés à l'agressivité initiale, ces troubles accentuent encore la dépense énergétique et, à long terme, dépassent les capacités de gestion de l'organisme.

Le système immunitaire perd pied et un état de tension excessive s'installe. Sans réserve énergétique suffisante, le corps se dérègle et par conséquent le corps se retrouve à la merci des maladies opportunistes.

Face au stress : la réaction de nos intestins :
Nous avons tous connu ce sentiment lorsque nous sommes nerveux : une présentation à venir ou le trac

du premier rendez-vous nous donne des papillons dans l'estomac. Ces « papillons » montrent que notre cerveau et notre système digestif sont directement liés. Lorsque nous sommes stressés, nos viscères sont également affectés.

L'intestin est souvent considéré comme le deuxième cerveau, car il possède plusieurs centaines de millions de neurones au sein de son propre système nerveux que l'on appelle le système entérique.

Deux parties constituent le système nerveux :

• le système nerveux central et périphérique qui intervient dans la vie de relation avec le monde. Il commande les muscles du corps et les organes des sens. Il est conscient et volontaire.

• le système nerveux autonome ou neuro-végétatif qui contrôle les fonctions vitales (respiration, circulation, digestion...). Il est inconscient et involontaire. Il se subdivise en deux parties : sympathique et parasympathique qui contrôlent les réactions de l'organisme face au stress.

Le système sympathique ou orthosympathique est responsable de l'augmentation de l'activité de l'organe (il est excitateur).Par exemple, il peut engendrer une augmentation du rythme cardiaque et respiratoire (c'est une fonction involontaire, ce n'est pas vous qui décidez de faire battre le cœur plus vite). C'est lui qui est sollicité en état de stress.

Le système parasympathique, c'est l'opposé du système sympathique. Il va diminuer l'activité de l'organe (il est inhibiteur). Il s'occupe d'augmenter les activités de repos et de digestion pour une bonne récupération de l'organisme. Voici quelques exemples de son action : ralentissement du rythme cardiaque et respiratoire, diminution de la tension artérielle, freinage de la transpiration. En se relaxant, c'est ce système qui se trouve activé.

Le système entérique est la troisième partie du système nerveux autonome. Il est en charge de l'ensemble du tube digestif. Il fonctionne de manière autonome, mais il peut être influencé par l'ortho et le parasympathique.

Ici il est question d'un point fondamental pour le bon fonctionnement de tout le corps. Il faut maintenir un bon équilibre comme avec une balance entre le système orthosympathique et le parasympathique. Si le corps a tendance à être trop accéléré ou trop ralentit, certains troubles vont apparaitre.

« Lorsque nous sommes stressés, notre cerveau active le système nerveux sympathique. Le système nerveux sympathique est notre réaction de fuite ou de combat : il prépare le corps par exemple à se protéger contre un danger imminent. Dans cet exemple le système nerveux orthosympathique activera notamment les tissus musculaires et les fonctions qui ne sont pas immédiatement nécessaires à la survie seront inhibées. Cela inclut la digestion. La vidange de l'estomac est retardée, ce qui peut entraîner des maux de ventre, des indigestions, des brûlures d'estomac et des nausées ». Alors que l'estomac ralentit, le stress entraîne une augmentation de la fonction motrice dans le gros intestin. Ainsi, en même temps que vous êtes stressé, vous pouvez ressentir une urgence intestinale ou une diarrhée explique Tracey Torosian, spécialiste de la santé gastro-intestinale à Henry Ford Health.

L'effet du stress chronique sur le système digestif :

Malheureusement, cela peut devenir un cercle vicieux. Le fait de ressentir ces symptômes digestifs peut vous rendre encore plus stressé. Et un stress répété peut entraîner des problèmes gastro-intestinaux ou exacerber des problèmes déjà présents.

Il est important de noter que le stress ne provoque pas de maladies sous-jacentes comme les maladies inflammatoires de l'intestin (MII). On peut notamment citer parmi celles-ci la maladie de Crohn ou encore la rectocolite hémorragique. Mais le stress peut en intensifier les symptômes.

Cependant, des antécédents de stress et de traumatisme peuvent contribuer à certains troubles gastro-intestinaux comme le syndrome du côlon irritable (SCI). Les gens peuvent se sentir horriblement mal avec de nombreux symptômes digestifs, mais leur bilan gastro-intestinal semble normal.

Conseils pour atténuer le stress et calmer les symptômes digestifs :
Que vous souffriez d'une maladie diagnostiquée ou que vous ayez des problèmes digestifs sans cause connue, l'utilisation de tactiques d'adaptation peut aider à atténuer le stress et à calmer vos symptômes digestifs.

Pour avoir un impact positif sur les symptômes digestifs, nous devons activer le système nerveux parasympathique, qui est l'opposé du système orthosympathique en fait, il annule ce que fait le système nerveux orthosympathique. Lorsque le système nerveux parasympathique est activé, votre corps devient calme, votre rythme cardiaque diminue et votre système gastro-intestinal fonctionne de manière active pour remplir les besoins de l'organisme.

Pour maintenir le corps en bonne forme il est important de trouver un équilibre entre les activités du quotidien qui ont tendance à nous stresser, à nous mettre la pression. C'est par exemple se dépêcher pour amener les enfants à l'école, finir un travail urgent ou tant d'autres situations. Il est donc très important de trouver des moyens pour contrebalancer cet état et retrouver un peu de sérénité.

Prenez le temps de pratiquer des activités relaxantes. Chacun à sa manière, on peut vouloir se détendre en lisant un bon livre, une autre personne peut vouloir faire quelque chose d'actif, comme une promenade dans un parc ou au bord de mer. Trouvez ce qui vous aide à gérer le stress et intégrez-le à votre routine. Cela permet de créer un tampon contre le stress, à la fois de manière préventive et en période de stress.

Faites le point avec vous-même. Lorsque vous vous sentez contrarié, arrêtez-vous et réfléchissez : les pensées que j'ai m'aident-elles ou me nuisent-elles ?

Votre état d'esprit a un impact important sur ce que vous ressentez. Par exemple, vous ne pouvez pas contrôler le fait que vous souffrez d'une maladie inflammatoire, mais vous pouvez contrôler les pensées que vous avez à propos de votre maladie. Identifier et modifier les pensées génératrices de stress peut aider à gérer les symptômes gastro-intestinaux.

Savoir demander un soutien moral à ses proches quand vous en avez besoin peut être très bénéfique pour surmonter une épreuve. Parfois, vous ne pouvez pas y arriver tout seul, c'est donc très important. Parfois, les moments où vous voulez être seul sont ceux où il vous sera le plus utile de vous confier à un proche.

Pratiquez l'auto compassion. Parlez à vous-même de la même manière que si vous deviez trouver les mots pour aider un proche. Nous sommes souvent plus critiques envers nous-mêmes et nous avons tendance à nous juger durement voir à nous en vouloir. Alors, changez ça et prenez le parti de vous encourager.

Toutes ces astuces peuvent ne pas fonctionner tout le temps, c'est pourquoi il est primordial que vous preniez le temps de vous connaître, sachez quels sont les mécanismes d'adaptation qui fonctionnent pour vous, sachez quels sont vos pièges et apprenez à gérer ces moments.

L'essentiel est d'être conscient de ses pensées et de ce que l'on ressent. Vous devez pouvoir dire : Oui, je suis dans une mauvaise passe, mais je peux m'en sortir.

Chapitre 2 : Prendre soin de son intestin

Faites une pause, fermez les yeux et posez-vous cette simple question : pourquoi est-ce que je veux être en bonne santé ?

La réponse nécessite une bonne réflexion et ouvre de nombreux tiroirs :

Est-ce que je veux être en bonne santé parce que je déteste les médicaments et les hôpitaux ? Est-ce que je veux être en bonne santé parce que j'ai beaucoup de choses à faire et de gens à voir dans les prochains jours ? Parce que je dois rester en forme pour travailler ? Parce que je veux être capable de me regarder avec fierté dans un miroir ? Viennent ensuite d'autres questions : que fais-je au quotidien pour entretenir cette santé ? Est-ce que j'évite de trop manger, de grignoter et de boire ? Est-ce que je marche suffisamment ? Est-ce que je fais du sport ?

Avouons-le, ces questions ne nous viennent pas souvent à l'esprit. Nous attendons que la douleur se manifeste en nous ou chez un proche pour nous inquiéter.

Comment l'expliquer ? D'un côté, penser à sa bonne santé revient à évoquer la maladie, le revers de la médaille. Mais personne n'aime s'imaginer souffrant et cloué au lit. D'autre part, notre système de santé nous encourage à penser que nous pouvons aller voir un médecin dès que nous sommes malades et qu'il nous remettra sur pied jusqu'à la prochaine fois. Ces deux attitudes sont les fruits d'une culture occidentale. Dans la plupart des domaines, on nous enseigne que seul le progrès technique peut apporter des solutions à nos problèmes et à nos besoins. Nous ne pouvons que reconnaître les extraordinaires avancées qui ont permis de mettre fin aux grandes épidémies, nous ont permis de trouver des remèdes à de nombreuses maladies et ont largement contribué à la réduction du taux de mortalité. Cependant, faut-il accorder une confiance presque aveugle à notre façon de comprendre la médecine ? L'orient apporte une conception différente.

Dans la Chine ancienne, par exemple, le médecin était payé toute l'année par son patient, sauf le jour où il devait intervenir, car il n'avait pas su garder la personne en bonne santé. « Traiter la maladie quand elle est là, c'est comme vouloir creuser un puits quand on a soif », dit un proverbe chinois. Le médecin était obligé de préserver la santé du peuple afin qu'il ne tombe pas malade, et la maladie était donc considérée comme un échec des thérapies préventives.

Aujourd'hui, de nombreuses formes de médecine holistique nous engagent à retrouver cette sagesse perdue. Elles se concentrent sur le soin quotidien de notre organisme, un trésor que nous devons chérir sous peine de le voir dépérir. Elles nous apprennent à prendre de bonnes habitudes, à rompre le lien entre les mauvais comportements alimentaires, la sédentarité et le stress, et à renoncer aux chaînes de la dépendance. Ces méthodes nous invitent à prendre conscience qu'une bonne santé est avant tout synonyme de liberté.

Pour entrer dans cette logique, il faut d'abord comprendre comment le stress, l'alimentation et la sédentarité vous affectent personnellement. Vous serez alors en mesure de définir et de mesurer plus précisément les fardeaux qui encombrent votre vie, et vous stimulerez le désir de vous en débarrasser.

Gérer le stress :

Vous pouvez vous engager dans un changement vertueux en commençant par vous attaquer au stress. Mais s'en débarrasser est plus facile à dire qu'à faire tant ses causes sont nombreuses, variées et permanentes. De nos jours, il est difficile de ne pas se laisser déborder de temps en temps. Entre le travail, la famille et les autres engagements, vous pouvez devenir trop stressé et trop occupé. Mais vous devez vous réserver du temps pour vous détendre, sinon votre santé mentale et physique peut en souffrir. En effet bon nombres des motifs de consultations chez mes patients sont dues à des troubles somato-émotionnelles (relations entre le corps et les émotions).

Apprendre à gérer son stress demande de la pratique, mais vous pouvez et devez le faire. Créez votre routine de relaxation et vous améliorerez votre façon de vivre. Aristote disait « le bonheur n'est pas un acte, c'est une habitude ». Voici 15 façons de vous faciliter la tâche :

1. *Exercice physique*

Faire de l'exercice régulièrement est l'un des meilleurs moyens de détendre votre corps et votre esprit. De plus, l'exercice améliore votre humeur. Mais vous devez le faire de manière régulière pour que cela porte ses fruits. Quelle quantité d'exercice devez-vous faire chaque semaine ?

Selon les recommandations de l'Organisation mondiale de la santé (OMS), un adulte devrait effectuer un minimum chaque semaine de 2 heures et 30 minutes d'exercice modérément intense, comme une marche rapide, ou 75 minutes d'exercice plus intense, comme des longueurs de piscine, du jogging ou d'autres sports. Pour les enfants ou les ados, 1h de sport quotidien serait nécessaire.

Fixez-vous des objectifs de forme que vous pouvez réaliser pour ne pas abandonner. Et surtout, n'oubliez pas qu'il est préférable de faire n'importe quel exercice que de ne pas en faire du tout. C'est pourquoi il faut toujours privilégier une activité qui vous plait, et ne pas s'imposer tel ou tel sport.

2. Détendez vos muscles

Lorsque vous êtes stressé, vos muscles se tendent. Les tissus du corps peuvent emmagasiner le stress et les tensions émotionnels. Vous pouvez les détendre par vous-même et relâcher votre corps en :

- S'étirant
- Profitant d'un massage, vous pouvez utiliser un rouleau ou bien une balle de tennis
- Prenant un bain ou une douche chaude
- Passant une bonne nuit de sommeil

3. Planifiez vos principaux objectifs de la journée

Si les surprises et les imprévus vous stressent, c'est le meilleur moyen de vous y préparer et d'anticiper les possibles contretemps. Attention : planifier ne signifie pas y penser tout le temps. Au contraire, planifier signifie anticiper les différents scénarios, les ranger dans un coin de votre tête ou de votre agenda et passer à autre chose.

4. Respirez profondément

- La cohérence cardiaque

La cohérence cardiaque est une technique de respiration permettant d'aborder d'une manière plus saine vos moments de stress, d'angoisse et de tensions.

Elle nous aide à réguler notre rythme cardiaque en synchronisant notre respiration et notre cœur, enclenchant ainsi dans notre corps un processus de bien-être.

Essayer de trouver un endroit où vous ne serez pas dérangé, et enlevez toute distraction (téléphone, télévision, internet, etc.).
Prenez ce moment pour vous ressourcer et vous détendre.

1. Vous devez être assis, le dos bien droit ou encore allongé
2. Les épaules et les bras relâchés ou sur vos cuisses.

3. Vous devez vous sentir ancrés sur le sol.
4. Une main sur votre ventre pour ressentir le gonflement et le dégonflement du ventre (il faut savoir que cette pratique est basée sur la respiration abdominale).
5. Inspirer par le nez en gonflant le ventre tout doucement.
6. Expirer par la bouche de façon calme et continue.

Le thérapeute David O'Hare qui est spécialiste de la cohérence cardiaque recommande de faire deux à trois séances par jour. Avec un rythme de 5 à 6 respirations par minute environ. Un cycle de respiration équivaut à une inspiration de 5 secondes suivie d'une expiration de 5 secondes.

Parfois il n'est pas facile de prendre du temps dans une journée, alors je vous conseille de pratiquer une séance le matin et une séance le soir.

- La respiration des militaires américains

Souvent sous-estimée, la respiration est l'un des éléments les plus importants que vous puissiez faire pour garder votre anxiété et votre stress sous contrôle.

Les Navy Seals unités militaires d'élite américaines, possède des soldats recrutés par des épreuves de sélection extrêmement violentes et éprouvantes, ceux qui les surmontent font preuve de capacités physique et mentale supérieures à la normale.

Nous allons voir quelle technique de respiration ces soldats utilisent pour se calmer et garder le contrôle de leurs émotions dans les moments de stress les plus intenses.

Comme d'habitude dans l'armée la technique est simple et efficace et se nomme : la méthode 4×4. Elle est tirée du yoga pranayama. Elle consiste à inspirer profondément par le nez pendant 4 secondes pour gonfler le ventre, puis à expirer tout aussi profondément pendant 4 secondes par la bouche ou par le nez. Bloquer sa respiration entre 5 et 10 secondes entre l'inspiration et l'expiration rend l'exercice encore plus efficace, mais ce n'est pas obligatoire.

Appliquer cette technique de respiration 4×4 pendant 1 minute environ permet de décontracter le diaphragme et de ralentir son rythme cardiaque pour calmer ses nerfs et éviter tout risque de sur ventilation et de tétanie et ça marche très bien.

Pour tester l'efficacité de cette méthode, vous pouvez tout simplement prendre votre pouls avant de vous lancer. Si vous êtes nerveux ou en colère avant de commencer l'exercice, vous verrez que votre rythme cardiaque aura baissé après l'application de cette méthode.

Beaucoup pensent que les techniques de respiration sont inutiles, et ils ont tort. Si cette méthode de respiration fonctionne, c'est parce que la respiration influe directement sur le système nerveux. Beaucoup des maux de santé de notre société moderne proviennent du fait que nous avons oublié comment respirer correctement.

Respirer lentement et profondément active les glandes hypothalamus et hypophyse. Grâce à une action endocrine (sécrétion d'hormone), cela va bloquer la diffusion des hormones liées au stress comme le cortisol et l'adrénaline et provoquer ainsi le relâchement du corps. On va également retrouver une diminution de la pression artérielle et du rythme cardiaque.

- Technique respiratoire pour s'endormir en 2 minutes

C'est une technique en 3 temps combinant une relaxation musculaire, une technique respiratoire et un exercice de visualisation, popularisée *par Sharon Ackerman* grâce au livre intitulé : *Relax and win: Championship performance*. Cette méthode nécessite de s'entraîner chaque nuit pendant 6 semaines pour constater des résultats. Cette technique m'a été enseignée par ma collègue sophrologue, j'ai mis en application cette méthode et au bout de 6 semaines j'étais déjà capable de m'endormir en moins de 4 min. Plus on entraine le corps, plus cela devient facile et moins on met de temps pour s'endormir.

Premièrement, Allongée on commence par détendre les muscles de son visage. On essaye de sentir le relâchement de sa langue, de sa mâchoire et des muscles qui entourent les yeux. Puis on détend ses épaules en les abaissant, on détend aussi chaque bras, de haut en bas, l'un après l'autre. On doit sentir que chaque partie du corps se relâche et devient de plus en plus lourde. Enfin on détend ses jambes en commençant par les cuisses pour descendre jusqu'aux pieds.

On n'oublie pas de respirer tout le long, on expire lentement et profondément tout en relâchant la pression ressentie au niveau de la poitrine. Une fois qu'on sent qu'on a détendu tout son corps, on reste ainsi 10 secondes.

Troisièmement on aborde la relaxation mentale. Il faut vider entièrement son esprit de toutes pensées. Un exercice qui n'est pas toujours évident tant les soucis peuvent justement polluer notre esprit. Voici 2 solutions pour y parvenir, libre à vous de trouver la vôtre :

- Se visualiser au bord d'un lac ou dans un canoë sur une eau calme avec juste le ciel bleu au-dessus de la tête.

- On peut aussi se répéter autant de fois que nécessaire pendant 10 secondes « *ne pense à rien, ne pense à rien, ne pense à rien* »

Au bout de 6 semaines d'entraînement, cette technique permet dans 96% des cas de trouver le sommeil en 2 min.

5. Mangez sainement

Une alimentation régulière et équilibrée vous aidera à vous sentir mieux en général. Cela peut également vous aider à contrôler vos humeurs. Vos repas doivent être riches en légumes, en fruits, en céréales complètes et en protéines maigres pour l'énergie. Nous y reviendrons un peu plus tard.

6. Adoptez une attitude plus détendu

La vie moderne est si occupée, et parfois nous avons juste besoin de ralentir et de nous détendre. Examinez votre vie et trouvez de petits moyens d'y parvenir. Par exemple :

Réglez votre montre 5 à 10 minutes à l'avance. De cette façon, vous arriverez un peu en avance et vous éviterez le stress d'être en retard.

Lorsque vous conduisez soyez plus détendu, passez à la voie lente pour éviter l'énervement au volant. En vous pressant vous allez gagner quelques minutes à peine sur votre trajet. Il vaut peut-être mieux rouler moins vite et avoir moins de stress.

Un autre conseil de la vie de tous les jours serait de divisez les gros travaux en petits travaux. Souvent une tâche à accomplir peut nous paraitre difficile à faire car nous la voyons dans son ensemble. Si l'on commence étape par étape on arrive plus facilement à atteindre l'objectif. Je vais vous donner un exemple que j'aime bien, admettons que vous lisiez des livres de 200 pages, si chaque jours vous vous contentez de lire 20 pages, à la fin de l'année vous aurez lu l'équivalent d'un peu plus de 36 livres.

7. *Faites une pause*

Vous devez prévoir de vrais temps d'arrêt pour permettre à votre esprit de se libérer du stress, le cerveau a besoin de minimum une demi-heure par jour ou l'on ne pense à rien pour fonctionner de manière optimale. Le cerveau reçoit tellement d'information par jour qu'il a besoin de temps en temps de moments de solitude pour gérer ce chaos sensoriel. Si vous êtes une personne qui aime se fixer des objectifs, cela peut être difficile pour vous au début. Mais persévérez et vous attendrez ces moments avec impatience. Choisissez par exemple de prendre un café avec vous-même ou pourquoi pas un peu de marche et laisser votre esprit s'éclaircir.

8. Réservez du temps pour vos passe-temps

Vous devez réserver du temps pour les choses que vous aimez. Essayez de faire les choses qui vous plaisent et qui vous font du bien, ça vous aidera à soulager votre stress. Il n'est pas nécessaire d'y consacrer une tonne de temps, mais faites l'effort de prendre ce temps on ne le répétera jamais assez. Pourquoi ne pas vous relaxer grâce :

- À la lecture
- En réalisant un projet artistique
- En pratiquant votre sport préféré
- En regardant un film

9. *Apprenez à dire non*

S'imaginer que vous pouvez tout faire crée une pression inutile. Apprenez à établir vos limites. Refusez poliment, mais fermement, d'accepter de nouvelles responsabilités ou d'accepter des projets supplémentaires pour lesquels vous n'avez pas le temps ou l'énergie.

Ne vous sentez pas obligé de vous justifier par des explications longues et détaillées. Dites simplement «J'aimerais beaucoup aider, mais j'ai un emploi du temps chargé» peut suffire. C'est une façon de vous respecter. Rappelez toujours que dire non aux autres c'est ce dire oui à soi-même.

10. *Rire à gorge déployée*

Le rire élimine naturellement le stress. Il fait baisser la pression sanguine, il ralentit votre rythme cardiaque et respiratoire et décontracte vos muscles. Si vous savez ce qui vous fait rire une comédie, des comédiens, des amis, n'hésitez pas à l'incorporer dans votre vie ! Cela mettra de la bonne humeur et vous relâcherez la pression. Vous pouvez également essayer une séance de yoga du rire.

11. *Méditez*

Les effets de la méditation sur notre santé et sur nos organes, y compris les intestins, est désormais prouvé. Elle procure une relaxation nerveuse et augmente l'afflux d'hormones apaisantes, augmente la capacité de concentration et d'attention, améliore le sommeil et limite les effets de l'âge sur le cerveau. De plus elle est bonne pour la santé cardio vasculaire et diminue l'activité des gènes liées à l'inflammation. "Celui qui médite à du temps pour tout, Celui qui ne médite pas n'a le temps pour rien" disait le maître zen Dogen. La méditation est un bon moyen de vivre dans le moment présent. Il existe de très nombreuse technique de méditation mais pour débuter, il est bien de commencer par une respiration en pleine conscience, c'est un peu la base de toutes les méditations. En se concentrant sur notre souffle, on essaye de ressentir à l'inspiration l'air qui rentre dans notre corps, et de la même manière à l'expiration l'air qui sort. On choisit donc une zone du corps et on y prête attention tout le long de l'exercice on peut par exemple choisir de se concentrer sur le ventre qui se gonfle et se dégonfle ou encore sur le passage de l'air au niveau du nez. La suite de l'exercice consiste à maintenir l'attention sur le souffle, il se peut que vous soyez distrait par une pensée et que votre attention dévie. Ce n'est pas grave, il suffit d'en prendre conscience puis de laisser passer la pensée qui vous a déconcentré et de recentrer votre attention sur le souffle. C'est un très bon exercice que vous pratiquer sur des sessions allant de 10 min à 1 heure. Cet exercice permet de se connecter à soi-même, conscient de ses émotions et de ses pensées, conscient des sensations dans son corps et de l'environnement qui nous entoure, nous cherchons à être ancrés dans le présent et à faire le tri dans ce flot de pensées qui inonde notre esprit chaque jour afin de lâcher prise et d'éviter le stress et les inquiétudes du futur.

12. Exprimer ce que vous ressentez

Si des choses vous dérangent, en parler peut vous aider à réduire votre stress. Vous pouvez en parler aux membres de votre famille, à vos amis, ou à un thérapeute.

Et vous pouvez aussi vous parler à vous-même. C'est ce qu'on appelle le dialogue intérieur et nous le faisons tous. Mais pour que le dialogue intérieur contribue à réduire le stress, vous devez vous assurer qu'il est positif et non négatif.

De manière générale, le corps humain va toujours chercher à s'adapter pour que l'individu puisse fonctionner de manière optimale dans la vie. Toutefois il arrive que dans certaines situations le corps ne puisse plus compenser les troubles physiques ou psychiques auxquelles il est soumis et cela se traduit par des symptômes physiques le plus souvent douloureux. C'est en fait un signal d'alarme, pour prévenir que quelque chose ne fonctionne pas bien au niveau du corps. Pour en revenir au ressenti des émotions, le corps fonctionne selon 3 moyens soit le combat, la fuite ou subir. Penons une situation au hasard, imaginons que quelqu'un vous agresse verbalement. Si vous répondez à cette agression ou si vous ignorez totalement la personne car vous en avait rien à faire, dans ce cas-là l'émotion lié à cet échange verbale sera parfaitement géré par le corps et aura aucune conséquence sur vous-même. Maintenant si vous êtes dans une position en train de subir, c'est-à-dire soit vous n'osez pas répondre ou bien les propos vous touchent directement. Dans ce cas-là l'émotion négative que vous avez vécue va venir s'enfouir dans la mémoire de vos tissus et cela peut entrainer des troubles futurs.

13. Soyez indulgent envers vous-même

Acceptez le fait que vous ne pouvez pas tout faire parfaitement, même si vous faites de gros efforts. Vous ne pouvez pas non plus tout contrôler dans votre vie. Alors, faites-vous une faveur et arrêtez de penser que vous pouvez tout faire. Et n'oubliez pas de garder votre sens de l'humour. Le rire contribue grandement à vous détendre, comme je l'ai dit au numéro dix.

14. Faites attention à la qualité de votre sommeil

Une bonne nuit de sommeil est indispensable, à la fois pour reposer notre corps de la fatigue physique que pour assimiler les expériences que nous avons vécues le jour. Il nous protège également de certaines maladies. Ainsi, dormir moins de 5 heures par nuit augmente le risque d'obésité de 55%.

Cependant, il faut éviter autant que possible les somnifères, qui peuvent créer une dépendance.

15. *Adoptez la pensée positive*

Lorsque vos soucis deviennent des obsessions, essayez de remplacer une pensée négative par une pensée positive, mais toujours réaliste.

Par exemple, au lieu de « Je sais que quelque chose va mal se passer avec ma présentation », dites-vous : « Quoi qu'il arrive, je peux le gérer. » Écoutez donc attentivement ce que vous pensez ou dites lorsque vous êtes stressé. Si vous vous envoyez un message négatif, remplacez-le par un message positif. Par exemple, ne vous dites pas « Je ne peux pas faire ça ». Dites-vous plutôt : « Je peux le faire » ou « Je fais du mieux que je peux ».

La pensée positive ne consiste pas seulement à voir le verre à moitié plein plutôt qu'à moitié vide, il s'agit de transformer chaque situation en une nouvelle possibilité.

Sur les quelques conseils que l'on vient de voir, certains peuvent de premier abord vous paraitre un peu simple ou bien vous rendre dubitatif. Vous pouvez vous dire, « ah bon si je rigole ça va aller mieux » ou encore « bon je vais essayer d'être indulgent avec moi-même, mais je ne suis pas sûr que ça change quelque chose ». Et bien je vous dis détrompez-vous !!

J'aimerais vous faire découvrir un sujet qui me fascine tout particulièrement.

Nous savons que tout dans le monde est énergie vibrant à des fréquences différentes. L'énergie est toujours la même, mais se présente sous une multitude de formes et avec des propriétés différentes. Voici un exemple que nous expérimentons tous les jours, prenons un lampadaire dans la rue, votre cerveau détecte une onde lumineuse qui correspond à la fréquence d'une lumière jaune et perçoit donc cette couleur. Si la fréquence de l'onde lumineuse était modifiée, la lumière perçue aurait été différente. Voilà qui illustre parfaitement le fait que l'énergie peut changer de forme, mais reste la même. Il est bon de rappeler que nous baignons dans un océan d'ondes en tout genre, mais que nous détectons que très peu d'ondes à l'œil nu.

Maintenant, rendez-vous compte que chaque fois que vous émettez une pensée c'est-à-dire une impulsion électrique et donc de l'énergie, cette énergie va avoir un impact sur la matière qui l'entoure. Il y a une communication entre les pensées et émotions d'un individu et la matière physique.

L'expérience scientifique dite de la double fente a été utilisée à plusieurs reprises pour explorer le rôle de la conscience sur la modification de la matière.[1]

La physique quantique a ouvert une nouvelle voie pour la compréhension de ses phénomènes pour lesquelles nous ne savons encore rien.

« Si vous voulez découvrir les secrets de l'univers, pensez en termes d'énergie, de fréquence et de vibration » Nikola Tesla.

De nombreux physiciens ont mis en évidence à l'aide d'une plaque de Chladni (plaque vibrante recouverte de sable) que l'émission d'ondes sonores sur le sable entraîne la création d'un motif spécifique de celui-ci (comme des damiers, des rosaces...). En modifiant la fréquence sonore, le sable change également de motif.

---

[1] *McCraty, Atkinson,(2003)*

Je vous invite à aller regarder une de ces vidéos sur internet. Le physicien allemand Alexander Lauterwasser a repris ces expérimentations et a montré que l'eau réagit de la même manière que le sable en créant certains motifs.

On voit donc au travers de ces expériences comment l'énergie vient jouer sur la matière.

Le scientifique Mitsuo Hiramatsu travaillant au Japon a mené des recherches montrant que les différentes parties de notre corps émettent de l'énergie et notamment au niveau des mains. Les magnétiseurs souvent parlent d'énergie qu'ils envoient aux patients. La science a aussi prouvé qu'au-delà de notre enveloppe corporelle, il existe un rayonnement aussi appeler aura. On peut aussi dire que nos organes ont des vibrations spécifiques et qu'un organe malade perd sa vibration initiale. Les thérapeutes qui utilisent l'énergie comme les magnétiseurs peuvent redonner la vibration initiale aux organes atteints avec l'énergie qu'ils envoient.

D'après Luc Montagnier, prix Nobel de médecine, le corps humain étant composé à 70 % d'eau. « Le jour où l'on admet donc que les ondes peuvent agir, on peut agir par les ondes, et à ce moment-là, on peut traiter par les ondes ». À la lumière de ces éléments, on comprend bien que notre corps en tant que matière peut non seulement être influencé par de l'énergie extérieure, mais également par une énergie qui serait interne comme notre pensée.

Mieux manger :
Le rôle de l'alimentation est de procurer les éléments nutritifs essentiels au développement et au bon fonctionnement de tout notre organisme. Un corps vivant ne cesse de consumer cette source d'énergie.

On distingue généralement deux niveaux de dépenses énergétiques dans le corps humain : la dépense basale, qui correspond au fonctionnement du corps au repos complet, et la dépense énergétique supplémentaire. Cette dépense énergétique conditionne toutes les autres, car en mangeant, nous entamons tout le processus de la vie. Il est donc dans notre intérêt de mieux manger et souvent moins afin de ne pas soumettre nos intestins à un travail trop important.

En effet plus ils font d'efforts pour digérer, plus ils brûlent d'énergie. Le corps aura moins d'énergie pour activer toutes ses autres fonctions. Nous l'avons tous remarqué : lorsque nous consommons des aliments trop lourds à digérer, la fatigue s'installe.

Mais manger mieux ne se décrète pas, c'est une habitude à développer. Là encore, seule l'envie de manger peut-être le moteur efficace de ce changement de comportement.

La première chose à savoir est que nous ne sommes pas tous égaux face à l'alimentation. Votre corps dépend en partie de votre patrimoine génétique, des gènes que vous avez reçus de vos parents et de vos ancêtres. Ils déterminent votre constitution physique de base. Avez-vous des os solides ou les yeux d'une couleur particulière ? Avez-vous hérité d'une particularité physique ?

En plus de votre patrimoine génétique, vous avez un patrimoine culturel. Êtes-vous né dans une famille de grands carnivores ou, au contraire, de végétariens ?

Avez-vous été habitué très tôt aux sucreries industrielles plutôt qu'aux fruits frais ?

À ces prédispositions s'ajoute votre propre rapport à la nourriture, façonné tout au long de votre vie par de multiples facteurs psychologiques. Des traumatismes enfouis peuvent vous éloigner de certains aliments, alors que d'autres vous attirent parce qu'ils réveillent plus ou moins consciemment des souvenirs heureux.

Au fond, vos besoins et vos goûts sont toujours singuliers. Il y en a autant qu'il y a d'individus, et, idéalement, chacun devrait pouvoir trouver dans la nature de quoi le satisfaire.

En pratique la nourriture et les repas sont soumis à mille impératifs que ce soit économiques, culturels ou autres qui ne répondent pas toujours aux demandes précises de chaque organisme. En résumé, nous devons tous nous adapter le mieux possible à notre réalité et trouver les ressources qui nous sont les plus bénéfiques. Un constat décourageant ? Non, au contraire, c'est un défi stimulant ! Car cette quête, destinée à guérir et à prolonger la vie lui donne un sens.

La nutrition, ou l'art de s'alimenter :

Louis Pasteur disait «le meilleur des médecins est la nature : elle guérit les ¾ des maladies et ne dit jamais de mal de ses confrères».

La nutrition est l'étude de la façon dont les aliments et les boissons affectent notre corps, en particulier les nutriments essentiels nécessaires à la santé humaine. Elle s'intéresse aux processus physiologiques et biochimiques impliqués dans l'alimentation et à la manière dont les substances contenues dans les aliments fournissent de l'énergie ou sont transformées en tissus corporels. Ces nutriments, qui sont la source d'énergie de notre corps, sont classés comme suit : glucides, lipides, protéines, fibres, minéraux, vitamines et eau.

Il est important de comprendre la nutrition parce que les aliments que vous ingérez au quotidien auront une influence sur la façon dont votre corps se sent et fonctionne.

Une bonne nutrition consiste à obtenir la bonne quantité de nutriments pour couvrir l'ensemble des besoins nutritionnels du corps à partir d'une alimentation équilibrée.

Il est très compliqué de donner des recommandations précises quant aux aliments à consommer, en effet la qualité des aliments peut varier et donner des valeurs nutritionnelles différentes. Il est donc plus facile de comprendre dans les grandes lignes quels aliments il est bon de mettre dans son assiette.

Voici quelques recommandations, il faut[2] :

- Augmenter la consommation d'aliments d'origine végétale riches en fibres en effet quasiment 90% des adultes n'atteignent pas les 25 g fixés par jour : Ces aliments diminuent le risque de cancers aérodigestifs, de maladies cardiovasculaires (MCV), d'obésité et de diabète.

o Au moins 5 fruits et légumes par jour (par exemple 3 portions de légumes et 2 fruits) qui apportent des antioxydants, des vitamines et des minéraux.

---

[2] Santé publique France

- o Des légumes secs au moins 2 fois par semaine : lentilles, haricots secs, pois chiches, etc.
- o Au moins un féculent complet par jour : pain complet, pâtes, semoule et riz complets.
- Privilégier la consommation d'aliments riches en oméga-3, ainsi que l'huile d'olive. 83% des adultes consomment trop d'acides gras saturés (qu'on peut retrouver dans les viennoiseries par exemple) et ont un apport en oméga-3 deux fois trop faible. Les omégas-3 participent à la bonne santé cardiovasculaire, de la rétine, du cerveau et du système nerveux.
- o Privilégier les huiles riches en oméga-3 (colza, noix) et l'huile d'olive.
- o Consommer du poisson deux fois par semaine dont un poisson gras, car riche en oméga-3 (sardine, maquereau, hareng, saumon, etc.).
- o Consommer une petite poignée de fruits à coque non salés par jour (noix, noisettes, amandes, pistaches) dont la teneur en acides gras polyinsaturés est élevée (notamment en oméga-3 dans les noix). Idéale comme collation.

- Réduire la consommation de viande et de charcuterie leur consommation augmente les risques de cancer colorectal, de maladie cardiovasculaire et de diabète de type 2.
  - Privilégier la volaille et limiter la viande (porc, bœuf, veau, mouton, agneau) à 500 g par semaine (soit environ 3 à 4 steaks).
  - Limiter la consommation de charcuterie à 150 g par semaine (soit environ 3 tranches de jambon blanc). Alterner dans la semaine la viande, la volaille, le poisson, les œufs et les légumes secs.

Faites attention à votre consommation de sucre raffiné, car on en trouve caché dans tous les plats industriels, les gâteaux, etc. Les boissons sucrées doivent être limitées le plus possible, dans tous les cas pas plus d'un verre par jour et privilégier les jus de fruits pressés.

90% des adultes dépassent la limite de 5 g de sel/jour. Sa surconsommation entraîne des risques de maladies cardiovasculaires, d'hypertension artérielle. Le sel consommé provient surtout des produits transformés : charcuterie, plats préparés du commerce, fromage, pain, etc. Essayer de réduire la quantité de sel en cuisinant tout en préférant le sel iodé.

Quand c'est possible, privilégier le fait maison en utilisant des produits frais, de saison de préférence ou des aliments en conserve ou surgelés peu transformés.

Comme nous avons pu le voir, une mauvaise alimentation peut entraîner de nombreux troubles. Ça peut être un simple manque d'énergie, des problèmes digestifs, des allergies alimentaires, une prise de poids, ainsi que plusieurs des maladies chroniques les plus répandues de nos jours, comme les maladies coronariennes ou le cancer.

Avoir des connaissances nutritionnelles et faire des choix éclairés sur les aliments que vous consommez peuvent vous aider à atteindre une santé optimale tout au long de votre vie.

La nutrition, c'est aussi la raison pour laquelle nous choisissons de manger tels aliments plutôt qu'un autre, même si nous savons qu'ils ne sont pas forcément bons pour nous. En effet, tous les aliments peuvent être consommés si l'on a compris qu'il faut maintenir un bon équilibre tant au niveau du type d'aliment qu'en termes de quantité. Ces conseils nutritionnels sont donnés à titre d'exemple, ils permettent de voir quelles sont les quantités et les types d'aliments qu'il faut consommer pour avoir une alimentation saine. Le but est que votre alimentation se rapproche le plus possible de ces indications pour avoir une alimentation équilibrée.

Les médias diffusent de plus en plus notamment à la télévision des émissions de cuisine avec les chefs célèbres ou l'on se prend de passion pour la gastronomie dans le but de faire de bon et savoureux plats. En parallèle, on observe toujours une progression du surpoids et de l'obésité chez une bonne partie de la population, et cette augmentation s'est particulièrement vue ces dernières années chez les enfants. Il est donc important d'utiliser cet engouement pour la cuisine afin de comprendre comment s'alimenter correctement et se réapproprier une façon saine de manger.

L'alimentation est un sujet qui tient à cœur à tout le monde (et à l'estomac !) et de plus en plus de personnes réalisent que ce qu'elles mangent peut affecter la santé à court et à long terme. La nutrition représente le premier facteur de risque de perte d'années de vie en bonne santé, devant le tabac et l'alcool.

Lorsque votre alimentation quotidienne se compose principalement des mêmes produits, vous risquez de passer à côté de saveurs étonnantes provenant d'autres aliments. Essayer d'apporter de la variété dans votre assiette, et pourquoi pas découvrir des légumes anciens, utiliser d'autres féculents comme l'orge, l'avoine ou encore l'épeautre. N'oubliez pas de mettre de la couleur dans vos plats, avec des épices par exemple. Alors pour une bonne santé et le plaisir des yeux et des papilles : Mangez mieux !!

Chapitre 3 : Le repos des intestins

Le jeune intermittent :
Il est prouvé que le jeûne intermittent peut être bénéfique pour votre santé intestinale et stimuler votre microbiote intestinal, c'est-à-dire les milliards de bactéries et autres micro-organismes qui vivent dans votre intestin.

Le jeûne intermittent est une approche de l'alimentation qui consiste à alterner des périodes de jeûne et des périodes d'alimentation normale.

Il existe différents types de jeûne intermittent, et certains peuvent contribuer à augmenter la diversité de votre microbiote intestinal.

Ce que vous mangez lorsque vous ne jeûnez pas est également important pour la santé de votre intestin. Nous l'avons déjà développé plus haut. Qu'est-ce que le jeune intermittent ?

Le jeûne intermittent est un régime alimentaire qui se concentre sur le moment où vous mangez, plutôt que sur les aliments spécifiques que vous consommez.

Il existe de nombreux types de jeûne intermittent, mais pour chacun d'entre eux, vous alternez entre des périodes où vous mangez et d'autres où vous ne mangez pas ou jeûnez.

- *Alimentation à horaire restreinte :* Cette méthode consiste à jeûner pendant certaines heures de la journée. C'est l'approche la plus populaire, car elle prolonge le jeûne qui se produit naturellement pendant le sommeil. Les différentes versions de l'alimentation en temps limité comprennent les méthodes 14/10, 16/8 et 20/4. Si vous suivez la méthode 16/8, vous mangez pendant 8 heures de la journée, par exemple de 9 heures à 17 heures, puis vous jeûnez pendant les 16 autres heures, de 17 heures à 9 heures.

Personnellement je trouve que la méthode 16/8 est la plus bénéfique, c'est simple à mettre en place, on peut le faire une à deux fois par semaine. Sachez qu'il n'y a pas vraiment de limitation de durée en effet il n'y a aucun problème à manger que deux repas par jour.

- *Le jeûne 5 :2 :* Avec cette méthode, vous suivez votre régime alimentaire normal pendant 5 jours de la semaine, puis réduisez la quantité que vous mangez les 2 autres jours, généralement sans dépasser 500 à 800 calories. Vous pouvez choisir les jours où vous jeûnez, à condition qu'il y ait au moins un jour sans jeûne entre les deux (les 2 jours de jeûne ne doivent pas être d'affilé).

- Le jeûne d'un jour sur deux : Cette méthode est similaire à celle du 5 :2, mais au lieu de jeûner deux jours fixes de la semaine, vous alternez entre des jours où vous mangez normalement et des jours où vous réduisez votre consommation de nourriture.

Peu importe la méthode, l'important est d'y aller progressivement dans le but que ça devienne une habitude. Si vous êtes en bonne santé il n'y a pas de soucis, dans le cas contraire c'est bien de se faire accompagner.

Dans le cas des jeûnes plus longs, une journée par semaine, il faut faire attention à ses sensations car bien qu'intéressant cela peut générer du stress sur l'organisme sur le long terme. Donc, dans ce cas précis assurez-vous que votre corps le supporte bien. Pour les jeunes encore plus longs, il est important de se faire suivre pour éviter les carences.

De nombreuses personnes se tournent vers le jeûne intermittent pour améliorer leur santé. Les différentes méthodes présentent un certain nombre d'avantages.

Les recherches sur l'impact du jeûne intermittent sur la santé intestinale sont relativement récentes, mais certaines données suggèrent qu'il pourrait contribuer à modifier la composition de votre microbiote intestinal, qui est lié à votre santé globale.

Le jeûne intermittent pourrait également améliorer la fonction de la barrière intestinale, c'est-à-dire les couches de cellules qui forment la paroi de votre intestin et qui laissent passer les nutriments tout en vous protégeant des maladies et des toxines.

D'après plusieurs études, des hommes en bonne santé ont observé des périodes de jeûne d'environ 16 heures par jour comme la méthode 16/8.

À la fin du mois, les microbiotes intestinaux des participants présentaient des niveaux plus élevés de Lachnospiraceae, des bactéries bénéfiques qui ont été associées à un risque plus faible de cancer et de maladies intestinales inflammatoires, ainsi qu'à une meilleure santé cardiaque et mentale.

Toutefois, après l'arrêt du jeûne quotidien, les microbiotes intestinaux des hommes sont revenus progressivement à leur état antérieur.

On a retrouvé le même type de résultats dans un groupe de jeunes hommes suivant l'approche 16/8. On a constaté une augmentation significative de la diversité globale de leur microbiote. Ils présentaient également des niveaux plus élevés de bactéries bénéfiques spécifiques appelées Prevotellaceae et Bacteroidetes, qui sont associées à une réduction des marqueurs d'obésité et à une meilleure santé métabolique.

Le jeûne naturel qui se produit pendant le sommeil donne des indices sur la façon dont un jeûne prolongé pourrait également contribuer à la santé de la barrière intestinale.

Pendant cette période, l'activité de l'intestin ralentit et les cellules de la paroi intestinale se réparent.

Les scientifiques ont suggéré que l'allongement de cette période de jeûne pourrait contribuer à renforcer la barrière intestinale et, par conséquent, à limiter l'inflammation chronique, qui peut contribuer à des problèmes de santé chroniques comme les maladies cardiaques et le diabète de type 2.

DEUXIÈME PARTIE - Perméabilité intestinale (intestin qui fuit) : causes, symptômes, solutions

L'intestin est une zone équivalente à la taille de 2 courts de tennis. À l'intérieur de ces intestins, on y trouve ce que l'on appelle un microbiote, composé de 100 milliards de milliards de bactéries ! Réparties en 500 espèces différentes, qui pèsent environ 2 kilos.

À titre de comparaison, nous avons seulement 10 trillions de cellules. Ce qui nous amène à penser que nous sommes plus bactéries qu'humain !

La flore intestinale est constituée de plusieurs types de souches :

Dominantes : assimilent les nutriments, participent à la fabrication de la vitamine K et de certaines vitamines B, et jouent un rôle immunitaire majeur.

Sous dominantes : effet barrières elles empêchent l'installation de souches à potentiel négatif.

Mineures ou à potentiel perturbateur : les opportunistes comme les salmonelles ou candida par exemple. On sait maintenant que le plus grand nombre de cellules immunitaires se trouve dans l'intestin, notre immunité siège dans l'intestin.

Chapitre 1 : La perméabilité intestinale qu'est-ce que c'est ?

Il y a un peu plus de 2470 ans Hippocrate a déclaré que « toute maladie commence dans l'intestin », il avait une intuition incroyable et nous nous en rendons de plus en plus compte au fil des découvertes scientifiques.

C'est un sujet qui est encore peu connue des professionnels de santé même si l'on trouve de plus en plus d'études scientifiques sur les fuites intestinales et les nombreux problèmes de santé qui peuvent y être associée. J'espère que vous comprendrez réellement pourquoi les intestins sont le pilier de la santé.

Alors qu'est-ce que c'est la perméabilité intestinale ?

Le tube digestif humain est le lieu où les aliments sont décomposés et où les nutriments sont absorbés.

Le système digestif joue un rôle important dans la protection du corps contre les substances nocives. Les parois des intestins agissent comme des barrières, contrôlant ce qui entre dans la circulation sanguine pour être transporté vers les organes. Les surfaces muqueuses sont tapissées de cellules épithéliales (cellule de l'intestin). Dans l'intestin, l'épithélium établit une barrière sélectivement perméable qui favorise l'absorption des nutriments et la sécrétion des déchets tout en empêchant l'intrusion au travers des cellules pour les micro-organismes du tube digestif. Les épithéliums intestinaux jouent donc un rôle central dans la régulation des interactions entre le système immunitaire muqueux et le contenu luminal (ce qui est à l'intérieur de l'intestin), qui comprend les antigènes alimentaires, un microbiote intestinal diversifié et des agents pathogènes.[3]

De petits espaces dans la paroi intestinale, appelés jonctions serrées, permettent à l'eau et aux nutriments de passer, tout en bloquant le passage des substances nocives. Elle fonctionne donc dans des circonstances

---

[3] Dr Turner, Harvard Medical School

physiologiques et pathologiques.[45] La composition et la fonction de ces jonctions intercellulaire, ainsi que les mécanismes par lesquels elles sont régulées sont encore incomplètement comprises. En cas de dysfonctionnement les substances nocives passent au travers de la paroi intestinale.La perméabilité intestinale désigne la facilité avec laquelle les substances traversent la paroi intestinale.

---

[4] Turner jr (2009)
[5] Arrieta mc,Bistritz,(2006)

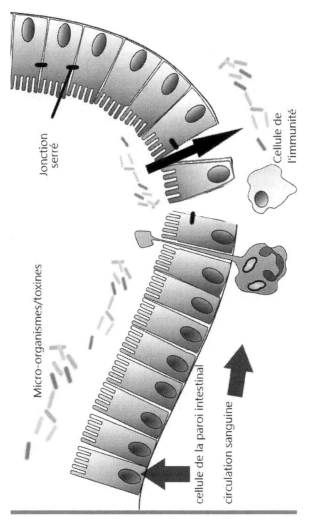

Schéma illustrant la perméabilité intestinal

Qu'est-ce que la zonuline ?

La zonuline est une protéine produite par les entérocytes (cellule de la paroi de l'intestin). Elle agit sur les jonctions serrées qui pour rappelle sont des structures qui régulent le passage des substances de l'intestin vers la circulation sanguine. C'est le Dr Fasano et son équipe de chercheurs qui l'ont découverte. C'est le seul modulateur physiologique de la perméabilité intestinale décrit jusqu'à présent.[6] [7]Cela a permis de montrer que le mécanisme de ces jonctions était modulable.

Le mécanisme d'action de la zonuline :

La zonuline est sécrétée par les entérocyte, ensuite à l'image d'une clé et d'une serrure, la zonuline (la clé) va se fixer sur deux récepteurs (la serrure) et entraîner une cascade de réactions à l'intérieur de la cellule. Ce qui se passe dans ce cas-là, c'est que les jonctions serrées, qui étaient si fermement attachées, vont avoir pour ordre de se détacher ce qui aboutit à un écartement des cellules entre elles. Dans ces conditions la perméabilité augmente.

---

[6] Fasano a, Not t (2000) Lancet
[7] Wang w et al, (2000)

Qu'est-ce qui provoque la sécrétion de zonuline ?

Parmi les facteurs conduisant à la production de zonuline, deux prédominent : la présence d'une quantité importante de bactéries dans l'intestin grêle, et la consommation de gluten.[8][9]

La gliadine est une des molécules qui composent le gluten. Lorsque le gluten va se fixer sur la cellule intestinale, c'est elle qui va déclencher la sécrétion de zonuline par la cellule. Vous l'avez compris, la porte s'ouvre : les antigènes (corps étranger) et les bactéries à l'intérieur du tube digestif vont pouvoir pénétrer à l'intérieur du corps. L'activation de la zonuline au contact de la gliadine montre que le corps la considère comme une substance nocive à éliminer.

Concernant le second facteur, l'intestin grêle possède son propre microbiote. L'activation de la voie de la zonuline peut représenter un mécanisme de défense qui « élimine » les éléments étrangers du corps, contribuant à la réponse immunitaire innée de l'hôte contre les changements dans l'écosystème du microbiote, en particulier la prolifération bactérienne

---

[8] El asmar et al, (2002)
[9] Drago S, et al,(2006)

de l'intestin grêle ou les changements dans sa composition (dysbiose) ou les deux.

L'intestin est recouvert de ce que l'on appelle : un tissu lymphoïde (contient des cellules de l'immunité). Ce qui signifie que derrière nos intestins, nous avons une sorte de « police » : notre système immunitaire qui veille.

Comme nous l'avons vu, une fois les portes ouvertes les antigènes ont pu entrer dans le corps. Le système immunitaire va se mettre en marche pour lutter contre les antigènes pouvant pénétrer à l'intérieur du corps et va donc devoir utiliser ce que l'on appelle des « anticorps ».

Ce point est très important, car la réaction immunitaire du corps créer une inflammation ce qui nous permet de comprendre la possible origine des maladies auto-immunes, des allergies et autres pathologies.

Mais est-ce qu'une fois que l'on souffre d'une hyperperméabilité intestinale, tout est fichu ? NON !

Toujours d'après le Dr Fasano 48 heures après la stimulation provoquée de la zonuline, celle-ci revient à un taux normal. En d'autres termes, une fois que votre zonuline a été excessivement stimulée par la gliadine du blé par exemple, ou encore le stress, et bien elle va pouvoir retourner à des taux normaux si l'on arrête la stimulation.

Ce qui voudrait dire que la perméabilité intestinale est réversible en évitant tous les éléments capables de stimuler la zonuline et si le terrain est sain.

En étudiant le séquençage du génome humain, les scientifiques ont constaté « que nous sommes génétiquement beaucoup plus rudimentaires que nous ne le pensions auparavant. 23000 gènes sont insuffisants pour expliquer la complexité de l'équilibre entre la santé et la maladie » (à savoir pourquoi une maladie se déclenchera, pourquoi maintenant et qu'est-ce qui en est la cause). « C'est plutôt l'interaction entre nous en tant qu'individus et l'environnement dans lequel nous vivons qui dicte notre destin clinique. Cette interaction est régulée physiquement et mécaniquement par des interfaces biologiques » (parmi lesquelles l'intestin à une place prépondérante). C'est l'épigénétique.[10]

« La modulation de la perméabilité intestinale, y compris l'activation de la voie de la zonuline, fait partie de la machinerie physiologique pour maintenir l'homéostasie des muqueuses et ne se traduit donc pas toujours par des résultats pathologiques cliniques. » D'après certaines études même s'il apparait clair que la perméabilité intestinale peut contribuer au développement de plusieurs maladies inflammatoires. Il existe de plus en plus de preuves qui montrent que d'autres facteurs comme un déséquilibre de la flore intestinale et une exposition à des facteurs environnementaux vont mutuellement s'influencer et vont avoir un impact sur la réponse immunitaire et la faire basculer dans une réaction incontrôlée. [11][12][13]

---

[10] Alessio Fasano
[11] Su I, le Shen (2009)
[12] Sturgeon c, lan j, (2017)
[13] Miranda ribeira et al,(2019)

Cependant, il convient de souligner que la zonuline n'est pas impliquée dans toutes les maladies chroniques inflammatoires et que toutes ces maladies n'ont pas été liées à une perméabilité intestinale accrue. Les études nous rapportent quelques exemples où l'on retrouve une implication de l'intestin sur les pathologies.

Maladie cœliaque : La maladie cœliaque est une maladie auto-immune déclenchée par l'ingestion de céréales contenant du gluten chez des personnes génétiquement sensibles ou on peut retrouver une situation normale lorsque le gluten est éliminé de l'alimentation[14]. En diminuant la libération de zonuline chez des patients ayant la maladie cœliaque grâce à l'inhibiteur de la zonuline appelé acétate de larazotide on a réussi à avoir une bonne efficacité sur la diminution de l'inflammation dépendante du gluten[15]. Ce qui montre le lien entre l'inflammation de l'intestin et la présence des symptômes.

Diabète de type 1 : Le diabète de type 1 (DT1) est une maladie auto-immune causée par la destruction des cellules β productrices d'insuline du pancréas, et

---

[14] Lammers KM, Lu R, (2008)
[15] Leffler DA, et al. (2015)

l'origine de cette maladie n'est pas encore entièrement comprise. Plusieurs études, à la fois sur des modèles animaux et chez des patients atteints de DT1, ont montré une perméabilité intestinale accrue avant l'apparition du diabète[16]. L'implication de la zonuline a été confirmée dans des études chez l'homme montrant une augmentation notable de son taux et parfois bien avant l'apparition de la pathologie.[17] [18]

Maladie inflammatoire de l'intestin : Il a été démontré que l'augmentation de la perméabilité intestinale joue un rôle crucial dans la pathogenèse des maladies inflammatoires de l'intestin.[19] [20] L'augmentation de la perméabilité intestinale a notamment été liée au développement du syndrome de l'intestin irritable[21] un point important c'est que dans ce syndrome il n'y a aucun marqueur biologique faisant penser à une pathologie. Les médecins ne trouvent rien, les

---

[16] Secondulfo M, Iafusco D, (2004)
[17] Lammers k,et al,(2010)
[18] Watts t, Berti i, (2005)
[19] Buhner s, Buning c, (2006)
[20] Annese v, di leo v, (2006)
[21] Camilieri m, Gorman h, (2007)

examens sont normaux, mais les personnes ont toujours mal.

Maladie de Crohn/Recto colique hémorragique : il faut savoir que pour ces pathologies il y a dans 50% des cas une prédisposition génétique, toutefois pour déclencher des symptômes il faut une influence de facteurs environnementaux (majoritairement le stress en grande quantité). Ce qui conduit à une dysbiose intestinale et par la suite une apparition de symptôme.

Sclérose en plaques (SEP) : C'est une maladie auto-immune. Compte tenu des résultats de certaines études, les auteurs ont conclu que la zonuline peut être responsable de la dégradation de la barrière intestinale et de la barrière hématoencéphalique (barrière physiologique présente dans le cerveau entre la circulation sanguine et le système nerveux central). S'en suit une dysbiose intestinale entraînant une perméabilité intestinale croissante, expliquant ainsi comment l'axe intestin-cerveau module la neuroinflammation et conduit à des symptômes neurologiques dans la SEP.[22] [23]

Spondylarthrite ankylosante : la spondylarthrite ankylosante (SA) est une maladie inflammatoire auto-immune qui commence généralement au début de l'âge adulte, c'est une forme d'arthrite qui crée une inflammation dans les articulations de la colonne vertébrale et provoque des maux de dos chroniques et de la raideur. Il a été montré que la présence de bactéries invasives dans l'intestin des patients atteints de SA était significativement corrélée à l'inflammation intestinale. En outre, ils ont fourni des preuves que les bactéries invasives et la zonuline influencent le comportement des monocytes (cellule de l'immunité). Compte tenu de ces résultats, les auteurs ont conclu que la présence bactérienne, l'augmentation de l'expression de la zonuline et les barrières intestinales endommagées de l'intestin sont à l'origine du processus d'inflammation du corps.[24]

---

[22] Ciccia f, Guggino g, (2017)
[23] Camara-Lemarroy, Silva c, (2019)
[24] Ciccia F et al, (2017)

Obésité : Il a été démontré que l'obésité et ses complications, y compris l'hypercholestérolémie, le diabète de type 2 (DT2), les maladies coronariennes, l'hypertension artérielle et les accidents vasculaires cérébraux, sont associées à une inflammation chronique.[25] Et fréquemment liés à l'altération de la voie de la zonuline, plus de 30 articles ont été publiés sur ce sujet. Plusieurs de ces études ont montré que les taux sériques de zonuline augmentaient chez les sujets obèses par rapport aux sujets non obèses.[26] Il existe des preuves d'une corrélation entre les bactéries et le niveau de zonuline, suggérant que le microbiote intestinal peut provoquer une augmentation des niveaux de zonuline, et une perméabilité intestinale anormale *qui conduit à une prise de poids.*[27] [28]

---

[25] Chudek j et al, (2011)
[26] Kuzma jn, et al, (2019)
[27] Morkl s, et al, (2018)
[28] Backled f,(2004)

Syndrome de fatigue chronique est une maladie caractérisée par une fatigue profonde et omniprésente en plus d'une constellation hétérogène de symptômes. La cause de ce syndrome reste inconnue; il a été suggéré que la dysbiose intestinale soit impliquée dans la pathologie. Néanmoins les résultats n'étant pas significative, il n'est pas possible de conclure à une implication de la perméabilité intestinale dans ce syndrome.

La dépression : il est clair qu'il y a un lien avec un mauvais fonctionnement des intestins. En effet la dépression c'est de l'inflammation, tous les marqueurs sont élevés. Lorsqu'on étudie la composition de la flore intestinale, on se rend compte qu'elle est moins dense et moins diversifiée.

Pour résumer ces mécanismes d'actions : prenons comme cause la dysbiose intestinale (déséquilibre de la flore bactérienne), elle va provoquer une perméabilité intestinale plus ou moins forte (avec l'implication de la zonuline).[29]

---

[29] Fasano a,(2011)

L'écartement de la paroi intestinale conduit au passage du contenu de l'intestin au travers de cette paroi provoquant la libération de cytokines (substance inflammatoire) qui provoquent elles-mêmes une perméabilité accrue établissant une boucle vicieuse conduisant à un afflux croissant d'éléments étrangers, déclenchant l'activation des lymphocytes T (cellule de l'immunité). Selon la constitution génétique de l'hôte, les cellules de l'immunité peuvent rester dans le tube digestif, provoquant une maladie inflammatoire chronique de l'intestin (comme le syndrome du côlon irritable, la recto colique hémorragique, etc.), ou migrer vers plusieurs organes différents pour provoquer une maladie systémique. (Peut donner des symptômes sur toute sorte d'organes du corps).

Chapitre 2 : Causes et Symptômes de la perméabilité intestinale

Causes :

La perméabilité intestinale est une affection multifactorielle. Un facteur ne suffit pas à déclencher à lui seul une hyperperméabilité intestinale. Mais associé à une ou deux autres causes, on prépare le lit pour de nombreuses pathologies, c'est le début d'un cercle vicieux.

Une protéine appelée zonuline est le seul régulateur connu de la perméabilité intestinale.

Lorsqu'elle est activée chez des personnes génétiquement sensibles, elle peut entraîner des fuites intestinales. Les deux facteurs qui déclenchent la libération de zonuline sont les bactéries dans les intestins et le gluten, qui est une protéine présente dans le blé et d'autres céréales).

Il existe de multiples facteurs qui vont créer de l'inflammation et contribuer au syndrome de l'intestin perméable.

Vous trouverez ci-dessous quelques-unes des causes :

- Une alimentation déséquilibrée : Avec notamment une consommation excessive en sucre, un excès de produit laitier (surtout ceux issus de la vache) nuit à la fonction de barrière de la paroi intestinale.

- Les Médicaments : la prise répétée d'antibiotiques, d'antiacides, de corticoïdes peut augmenter la perméabilité intestinale et contribuer à la fuite intestinale.

- Consommation excessive d'alcool.

- Carences en nutriments : Les carences en vitamine A, en vitamine D et en zinc ont chacune été impliquées dans l'augmentation de la perméabilité intestinale.

- L'inflammation due à la consommation de substances toxiques : métaux lourds, pollution, pesticides.

- Le stress : Le stress chronique est un facteur contribuant à de multiples troubles gastro-intestinaux, y compris le syndrome de l'intestin irritable.

- la consommation répétée de produits transformés (additifs, émulsifiants, perturbateurs endocriniens...)
- une pratique sportive trop intensive (souvent dans les sports d'endurance comme le marathon, etc.)
- Une dysbiose intestinale aussi appelée déséquilibre de la flore intestinale. Il y a des millions de bactéries dans l'intestin, certaines bénéfiques et d'autres nocives. Lorsque l'équilibre entre les deux est perturbé, cela peut affecter la fonction de barrière de la paroi intestinale.

Symptômes :
Les symptômes de l'hyperperméabilité intestinale sont multiples et variés. Les manifestations peuvent être dérangeantes, voire graves, et empirer avec le temps si aucune action n'est entreprise. Pour la santé, il est donc primordial d'agir rapidement sur les causes de ce déséquilibre. En fait, avec un intestin qui laisse passer les substances indésirables, le corps s'intoxique jour

après jour et provoque des réactions auto-immunes (contre lui-même). Dans certaines pathologies comme la maladie de parkinson, une équipe de chercheur a montré que l'on peut en étudiant la paroi intestinale détecter la maladie 10 à 15 ans avant l'apparition des premiers symptômes.

La perméabilité intestinale peut notamment provoquer ou accentuer les pathologies suivantes :

Les pathologies digestives :

- Malabsorption
- Douleurs intestinales
- Ballonnements
- Diarrhées, constipation ou les deux en alternance.
- Maladie de Crohn
- Rectocolite hémorragique
- Colopathie fonctionnelle

Les pathologies inflammatoires : comme nous l'avons vu plus haut sont liés au passage des éléments étrangers au travers de la barrière intestinale. On compte notamment les affections :

Endocriniennes : diabète (type1), prise de poids, hypoglycémie, déséquilibres hormonaux

Système nerveux : anxiété, dépression, autisme, difficultés de concentration, de mémoire, migraines.

Système génital : cystite, mycose...

Les pathologies immunitaires, elles découlent directement de l'inflammation chronique qui règne dans l'organisme. Elles donnent naissance à des *allergies* :

ORL : asthme, rhinites, otites, bronchites, sinusites

Cutanées : psoriasis, eczéma, acné, urticaire

Alimentaires : intolérance au gluten, au lactose.

Maladies auto-immunes :

- Sclérose en plaques
- Fibromyalgie
- Polyarthrite rhumatoïde
- Spondylarthrite ankylosante
- Alzheimer
- Parkinson
- Etc.

Chapitre 3 : Traitement de la perméabilité intestinale

Comme vous pouvez le constater, la préservation de la barrière intestinale est fondamentale. Il est donc important de prendre soin de l'ensemble du système digestif pour être en bonne santé. En éliminant les causes du mal, en 2 mois l'état de santé s'améliore nettement. Avec un intestin et une flore intestinale en bonne santé, vous allez retrouver votre confort de vie et votre vitalité ! C'est évident. Mais quelle est la solution ? Existe-t-il un remède ? Voici comment soigner le syndrome de perméabilité intestinale en 3 étapes :

- Tout d'abord il faut bannir les aliments nocifs qui inflamme l'intestin.

- Choisir les aliments bénéfiques pour l'intestin qui agirons dessus comme un médicament.

- Apaiser et régénérer l'intestin avec des compléments alimentaires de qualité.

Bannir les aliments nocifs :
Pour réparer votre flore intestinale et guérir votre intestin, vous devez vous concentrer sur certains aliments et en éviter d'autres. Évitez à tout prix les aliments qui abîment vos intestins !

Quels sont les aliments qui entraînent et accentuent la perméabilité intestinale ?

- Le sucre (surtout le sucre raffiné que l'on trouve dans la plupart des produits industriels : pain, gâteaux, bonbons, sodas...)
- Les céréales raffinées (exemple le plus courant : le blé)
- Viande (surtout la rouge)
- Les produits laitiers (surtout de vache)
- Les produits acidifiants (alcool, café,...)
- Les produits avec de mauvaises graisses

De manière générale, il faut éviter les produits industriels et transformés qui acidifient et irritent énormément votre système digestif.

Encourager les aliments bénéfiques pour l'intestin :

Certains aliments aident à soulager et à réparer les intestins. Privilégiez-les ! Les aliments prébiotiques sont à privilégier autant que possible, car ils nourrissent les bonnes bactéries du microbiote. N'oubliez pas non plus qu'il est important de boire suffisamment d'eau (environ 2 litres par jour).

Quels aliments soulagent et réparent les fuites intestinales ?

- Les aliments contenant des fibres (notamment les fibres solubles, qui forment un gel protecteur lors de la digestion) : avoine, carottes, courgettes, asperges (++), patates douces (++), fraises, pêches, les légumes à feuilles vertes et les brocolis (+++)
- Fruits et légumes : Pour les fruits, la banane est souvent citée comme un excellent remède naturel contre les fuites intestinales. Attention toutefois, car la banane est loin d'être suffisante pour résoudre les problèmes intestinaux,

diversifié vos apports. Au niveau des légumes, il faut préférer la cuisson à la vapeur. Certains légumes peu utilisés de nos jours sont très efficaces comme le panais, le salsifis, le navet ou encore le topinambour (adoré par les bonnes bactéries).

- Les aliments lactofermentés : le principe est simple, lors du processus de lactofermentation il y a une bataille de bactéries, et ce sont les bonnes bactéries qui prennent le dessus. Les aliments lactofermentés contribuent alors à la guérison de l'intestin de manière saine en équilibrant l'acidité intestinale (PH) et en favorisant les bonnes bactéries. La lactofermentation permet le développement de bonnes bactéries (probiotiques naturels) ainsi que l'apport de peptides et d'enzymes qui vont nourrir ces bonnes bactéries (prébiotiques naturels). La choucroute lactofermentée chère aux Alsaciens est un excellent exemple d'aliment riche en probiotiques et prébiotiques (à condition qu'elle ne soit pas industrielle). Alors, mangez de la choucroute.
- Grains entiers : avoine, seigle, quinoa, épeautre, boulgour...

- Légumineuses : lentilles, pois chiches...
- Oléagineux : noix, amandes, etc.

En conclusion, privilégiez les produits non transformés (fruits et légumes) qui contiennent tout ce dont le corps a besoin. Optez si possible pour des produits biologiques. Plus un aliment est proche de son état naturel, plus il est sain pour votre corps et votre intestin.

Compléments alimentaires de qualité :
Les compléments alimentaires sont des solutions naturelles qui aident à guérir et à renouveler l'intestin. Ces "médicaments naturels" sont très performants pour aider les bonnes bactéries à reprendre le dessus. Bien choisis, les compléments alimentaires fournissent une aide concrète, rapide et naturelle à l'intestin. Comme avantage, ils permettent d'améliorer la santé intestinale. Bien sûr, ils doivent venir en association avec un régime alimentaire adapté, ils seront encore plus bénéfiques.

Dans un premier temps, le but sera de traiter l'inflammation de la zone, pour cela divers produits peuvent être utilisé tels que les omégas 3. Ensuite il faudra essayer de cicatriser le tube digestif, là encore plusieurs produits peuvent convenir comme l'argile verte ou la spiruline. Enfin on viendra aider à reconstruire la barrière intestinale pour cela la L-Glutamine est très efficace. En dernier lieu on utilisera des probiotiques pour recréer un écosystème bactérien fonctionnel et favoriser la colonisation des bonnes bactéries.

L'association probiotiques + L-glutamine + oméga 3 utilisé dans l'ordre précédemment cité est une association très efficace pour lutter contre la perméabilité intestinale. Elle crée une synergie efficace qui permet à l'intestin de se remettre rapidement sur pied.

Pour une efficacité optimale, vous pouvez opter pour des produits complets qui regroupent au sein du même produit les différentes substances précitées. A titre personnel j'utilise le PERMEA REGUL® du laboratoire Cop Med, et concernant le microbiote j'utilise la gamme Lactibiane du laboratoire Pileje. Pour venir à bout de cette perméabilité intestinale ça peut prendre quelques mois, au bout de 2 mois il y a déjà dans la plus part des cas une bonne amélioration. C'est le temps nécessaire pour bénéficier pleinement de leurs effets réparateurs.

Probiotiques

L'essentiel !! Les ferments lactiques (probiotiques) constituent le meilleur traitement naturel connu à ce jour. Ils facilitent le transit intestinal et favorisent le développement des bonnes bactéries. (Il existe des probiotiques qui auront un impact plus ciblé sur l'intestin grêle ou le colon, car on n'y retrouve pas forcément les mêmes bactéries).

La glutamine

La glutamine est un acide aminé qui est généralement présent en très grande quantité dans notre organisme. Toutefois, compte tenu de notre mode de vie actuel, la glutamine n'est pas toujours correctement synthétisée. Cet acide aminé nourrit les entérocytes de l'intestin, fortifie le système immunitaire, prévient la destruction des cellules, facilite la récupération, régularise l'équilibre acido-basique de l'organisme et diminue la porosité intestinale. La glutamine va reconstruire les précieuses jonctions serrées de l'intestin (barrière intestinale).

Les omégas-3
Pour faire le plein de bonnes graisses et renforcer votre équilibre intestinal, les omégas-3 sont très efficaces. Ils ont pour rôle de combattre l'inflammation intestinale et aident à soutenir le microbiote.

TROISIÈME PARTIE - LA MÉTHODE JAPONAISE POUR PRENDRE SOIN DE SON INTESTIN

Chapitre 1 : Notre alimentation conditionne les intestins et ceux-ci conditionnent le corps et l'âme.

Nous sommes ce que nous mangeons :
Vers quoi vous tournez-vous lorsque vous vous sentez déprimé ?

Si vous êtes comme moi, votre réponse sera « quelque chose de sucré », ça peut être des bonbons ou des gâteaux, un pot de glace ou une boîte de chocolats.

On le mange, et presque instantanément, on se sent mieux. Ces bonnes sensations sont dues en partie au fait que des hormones du plaisir (comme la dopamine) sont libérées dans notre cerveau lorsque nous consommons des aliments à forte valeur calorique.

Les aliments sucrés ne sont pas les seuls à avoir un impact sur notre humeur. Des études montrent que les aliments biologiques nous rendraient plus heureux et plus confiants, tandis que la consommation d'aliments riches en protéines améliorerait la motivation et la concentration.

Mais la nourriture n'améliore pas toujours notre humeur. Parfois, elle peut évoquer la négativité.

Parmi les nutriments fournis par notre alimentation, intéressons-nous aux protéines. Une fois ingérées, elles sont d'abord décomposées dans l'intestin grêle en ce que l'on appelle des « acides aminés ». Elles sont ensuite réassemblées, à l'intérieur des cellules, sous forme de protéines. Elles constituent la matière première de notre corps, que ce soient les organes, la musculature, le squelette, le liquide sanguin, le système nerveux, etc. Une vérité importante se profile déjà : nos aliments sont notre chair.

Hiromi Shinya, chirurgien pionnier de la coloscopie, rapporte qu'on aime à répéter la maxime suivante : « You are what you eat » (« Vous êtes ce que vous mangez »). Ce dicton reflète particulièrement bien la réalité : nous ne sommes rien d'autre que ce que nous ingérons.

Malheureusement, nous l'oublions très souvent. Les personnes en général préfèreraient avoir à prendre des cachets ou des compléments alimentaires pour être en bonne santé, sauf que les règles du jeu sont ainsi faites et il faut donc faire en conséquence. On comprend que cette réflexion est loin d'être anodine. Dès lors, que faut-il manger ? Quelle alimentation permet une activité cellulaire optimale ? Afin de trouver la réponse à ces questions, c'est vers les intestins qu'il faut se tourner. Avec le récent essor des neurosciences, l'entraînement cérébral connaît un fier succès. Le cerveau étant lui-même constitué de cellules, si l'on veut augmenter ses performances, il convient de le nourrir avec les ingrédients dont il a réellement besoin. Nous ne le répéterons jamais assez : c'est en traitant nos intestins avec beaucoup d'attention que nous optimisons le fonctionnement de notre cerveau. Le cerveau existe grâce aux intestins.

L'alimentation est la clé de voûte de notre vie. Toutes les réactions qui se produisent une fois les nutriments ingérés constituent ce que l'on appelle le «métabolisme», phénomène dont la compréhension est d'une importance capitale. Lorsque notre métabolisme fonctionne de manière idéale, notre bien-être suit.

Les professeurs Raj Raghunathan Rishtee Batra et Tanuka Ghoshal ont mené trois études qui ont révélé une corrélation directe entre les aliments épicés et l'agressivité.[30]

Bien que des textes anciens comme la Bhagavad Gita l'une des plus importantes écritures hindoues et certains praticiens comme en médecine traditionnelle chinoise affirment que les aliments épicés peuvent augmenter l'agressivité, leurs intuitions n'ont jamais été testées scientifiquement. Ils ont donc réalisé une série de trois expériences pour tester cette théorie.

Dans la première étude, les participants ont d'abord indiqué les niveaux d'épices des aliments qu'ils consommaient généralement sur une échelle de 100 points (1 = « pas du tout épicé » et 100 = « très épicé »). Ils ont ensuite évalué leur propre personnalité sur le plan de l'agressivité, en utilisant l'échelle de traits d'agressivité de Forgays (qui comportait des items tels que « Je me considère comme une tête brûlée ») ainsi que sur d'autres traits (prévenant, impulsif, fiable, digne de confiance, intéressant) sans rapport avec l'agressivité.

Nous avons constaté une relation positive et significative entre la consommation d'aliments épicés

---

[30] Batraa k,(2017)

et la propension à l'agressivité déclarée par l'intéressé, comme le fait de se sentir « tête brûlée » et « facilement irritable ». Il n'y avait aucune corrélation entre la consommation d'épices et des traits de caractère pacifiques comme la « prévenance ».

La deuxième expérience a également permis d'établir un lien de causalité. Dans cette étude, un autre groupe de participants a consommé soit une chips tortilla nature, soit une chips tortilla trempée dans de la salsa habanero (l'un des piments les plus forts du monde). Les deux groupes de participants ont ensuite lu un passage sur une personne nommée « Jay », qui se comporte de manière ambiguë et agressive. Les participants ont évalué Jay sur plusieurs critères, notamment l'agressivité, l'affirmation de soi et l'impulsivité. Les participants qui avaient consommé la salsa épicée ont perçu une plus grande intention « agressive » (mais pas plus « impulsive ») chez Jay. Ce résultat suggère qu'après avoir consommé de la nourriture épicée, nous sommes susceptibles de percevoir une plus grande agressivité chez les autres. L'étude a également confirmé, par le biais d'une tâche de complétion de phrases, que des mots liés à l'agression, comme « frapper », venaient plus facilement à l'esprit des participants dans le groupe qui consomme de l' habanero que des mots non liés à l'agression, comme « chapeau ».

Dans la dernière étude, on a montré aux participants des images de plusieurs aliments qui variaient en termes de niveaux d'épices et on leur a demandé de les évaluer en termes de piquant. Ensuite, les participants ont lu le passage (sur Jay) utilisé dans l'étude précédente, et ont évalué de la même manière son intention agressive. Ainsi, les participants à cette étude ont simplement été exposés à des images de nourriture épicée et n'en ont même pas consommé. Pourtant, les résultats ont révélé que l'exposition à des aliments épicés déclenche une intention agressive chez les participants.

Ces trois études confirment, à un certain niveau, que le dicton populaire « vous êtes ce que vous mangez » peut-être exact : Si vous consommez des aliments chauds et épicés, il y a plus de chances que vous soyez « tête brûlée ».

Ces résultats viennent étayer un ensemble plus vaste d'études qui suggèrent que les types d'aliments que nous consommons peuvent avoir un effet significatif sur notre humeur. Par exemple, une série d'études menées des années auparavant a montré que nous sommes plus enclins à l'altruisme après avoir consommé des sucreries et le même type de résultats avec des boissons chaudes.

Pourquoi alors, la nourriture affecte-t-elle notre humeur de tant de façons différentes ? Notre intestin ou tractus gastro-intestinal (également connu comme notre deuxième cerveau) abrite des milliards de bactéries. Les aliments que nous mangeons ont une incidence directe sur la santé de nos intestins et influencent la production de neurotransmetteurs (les messagers chimiques de notre corps qui transmettent constamment des messages de l'intestin au cerveau).

90% des récepteurs de sérotonine, nos régulateurs d'humeur qui influencent nos processus biologiques et neurologiques tels que l'agressivité, l'anxiété, la cognition, l'humeur et le sommeil sont situés dans l'intestin. Ainsi, par exemple, lorsque nous mangeons quelque chose de sucré, cela produit de la dopamine (l'hormone du bien-être) et de la sérotonine (l'hormone du bonheur). Le sang transporte ces substances chimiques vers le cerveau, et nous nous sentons heureux.

Mettons de l'ordre dans nos intestins :
Les dernières recherches scientifiques nous montrent à quel point il est vital de prendre soin de nos intestins, car une bonne santé intestinale est associée à une meilleure digestion, à un système immunitaire plus sain, etc.

Notre microbiote est donc notre plus grand allié, et ce depuis la naissance. Lorsque l'on nait par voie basse, le bébé va ingurgiter les bactéries de sa maman et va commencer à créer sa flore intestinale. Si le bébé nait par césarienne, il ne bénéficiera pas des bactéries de la mère, mais ce sera celles de l'environnement dans lequel il se trouve (bactéries présentes dans la pièce, sur la peau des soignants, etc.) qui coloniseront son intestin. Ces bébés auront souvent plus de troubles de santé, car ils n'ont pas eu les bactéries maternelles. À ce sujet, pour compenser ce manque de bactéries, il a été montré qu'en badigeonnant l'enfant avec un coton contenant la flore vaginal de sa mère, il retrouvait une flore intestinale normale. Au bout des 3 premières années de vie, on possède quasiment notre microbiote adulte. Toute chose venant perturber le microbiote à cet âge (traitement antibiotique par exemple) aura des répercussions sur le microbiote adulte.

Le microbiote à plusieurs fonctions : métabolique ; de protection, il tapisse la paroi de l'intestin et empêche les mauvaises bactéries de s'y développer. En gros il y a une compétition entre les bactéries pour le gite et couvert. Il a une fonction dans l'immunité, c'est un coach il va éduquer nos cellules immunitaires. Enfin il joue un rôle sur la fonction de maturation. Tous les 2 à 5 jours les cellules de l'intestin se renouvellent, par jour 50 milliards de cellules de l'intestin meurent et son remplacé. Le microbiote participe au chantier de reconstruction permanent de l'intestin pour qu'il puisse garder son fonctionnement normal.

C'est pourquoi la qualité du régime alimentaire et la qualité des bactéries intestinales sont corrélées. Plus le régime alimentaire d'une personne est sain, meilleures sont les bactéries intestinales qu'elle possède, et vice versa.

L'ostéopathie est bénéfique pour la santé de l'intestin :

Vous l'avez compris l'intestin est régulé de différente manière pour maintenir un bon fonctionnement. L'ostéopathie va pouvoir jouer un rôle dans ce maintien de l'équilibre du corps. Nous avons vu que l'intestin a besoin de renouveler régulièrement ses cellules, pour cela il a besoin de sang. Les artères qui transportent le sang peuvent être perturbées par le système orthosympathique avec pour conséquence une vasoconstriction et donc moins de sang disponible. Il peut aussi y avoir une compression sur le trajet de l'artère avec au final une diminution de l'apport sanguin. L'ostéopathie pourra rechercher les pertes de mobilités et les blocages au niveau du corps, que ce soit au niveau de la colonne ou au niveau viscéral dans le but de rééquilibrer le système nerveux et de permettre le bon fonctionnement de chaque système (comme le système vasculaire). Au niveau des intestins on pourra retrouver des tensions au niveau des moyens de fixité pouvant nuire au mouvement et au fonctionnement correct.

Le diaphragme sera également une zone à travailler, en effet de nombreuses structures le traverse (aorte, veine cave, œsophage) de plus il joue un rôle sur la mobilité des viscères en créant un mouvement de piston en descendant à l'inspiration et en remontant à l'expiration.

Mangez de l'arc-en-ciel :

Les fruits et légumes sont un élément essentiel de tout régime alimentaire sain. Que vous achetiez des produits frais ou surgelés, la plupart des fruits et légumes sont une excellente source de fibres que nos bonnes bactéries intestinales utilisent pour se nourrir. Ils sont pleins d'antioxydants, de vitamines et de minéraux pour maintenir notre organisme en bonne santé.

Le Bibimbap coréen le plat le plus emblématique de la cuisine coréenne illustre parfaitement ce mélange de couleurs. Dans un bol de riz, des légumes de différentes couleurs sont disposés harmonieusement offrant un contraste de couleurs et de goûts. Ils sont cuits rapidement et séparément avec un wok afin de garder leur saveur et leur texture. On peut ensuite ajouter de la viande, une pâte de piment coréenne et l'on recouvre d'un œuf au plat. C'est de cette façon qu'il faut penser la cuisine, un plaisir pour le ventre mais aussi pour les yeux.

À chaque couleur d'aliment ses bienfaits. En ce qui concerne les légumes et les fruits, leur couleur est un bon indicateur de ce qu'ils contiennent et de leurs bienfaits. Dans le monde végétal, les couleurs proviennent de quatre familles principales :

La chlorophylle : c'est la couleur verte que l'on retrouve dans tous les fruits et légumes verts (pomme, kiwi, concombre, poireaux, épinard, brocolis, persil...). Ces aliments contiennent de nombreux nutriments et minéraux et notamment les vitamines B. La chlorophylle boost les défenses immunitaires et améliore la qualité du sang grâce à une meilleur oxygénation du sang. Elle vient également aider à réguler le transit intestinal.

Les caroténoïdes : (β-carotène (carotte ; épinard...), lutéine, zéaxanthine, lycopène (tomate, pastèque...) : Ce sont des pigments naturels qui sont à l'origine des colorations orange, jaune et rouge.

Ils sont divisés en deux familles, avec notamment les provitamines A qui seront transformé en vit A par l'organisme (le béta carotène est la forme la plus répandue).

Les fruits et les légumes qui contiennent des caroténoïdes pro-vitaminiques A, sont excellents pour entretenir la vue, les os, le système immunitaire (le bétacarotène agit sur la production des globules blanc donc augmente le nombre de cellules de l'immunité).

Les anthocyanes (cyanidine, delphinidine, malvidine) : couleur allant du rouge vers le bleu, le violet et même le noir (on retrouve par exemple le radis, l'aubergine, l'artichaut violet, raisin, riz noir, Les baies violettes comme les mûres ou les myrtilles). Ils ont des vertus antioxydantes qui lutte contre le vieillissement c'est cette substance présente dans le raisin qui joue un rôle majeur dans ce que l'on appelle le french paradoxe. Il y a également des propriétés anti-inflammatoires, anti cancérigènes.

Les flavonoïdes :(quércétine, myricétine, kaempférol) : c'est un pigment jaune, dans la plupart des fruits et légumes. Très présent dans le raisin et le thé vert, oignon, brocolis, les agrumes etc. Ils ont essentiellement des propriétés antioxydante.

Quant aux fruits et légumes blancs (choux blancs, le fenouil, ail, oignon, la noix de coco). Le blanc marque une absence de pigments toutefois ils seraient de bons alliés pour lutter contre certaines cellules cancéreuse et certaines pathologie chronique.

De manière général les Farines blanche, pain blanc, pâtes blanches, riz blanc, sucre blanc... la plupart des aliments blanc sont raffinés et parfois ils présentent peu d'intérêt nutritionnel. Quand on veut manger plus sainement, il est bon d'essayer de les diminuer ou de les remplacer par leurs équivalents en couleurs et non raffinés : farines brunes, grises ou même jaunes (comme la farine de lupin), pains, pâtes et riz bruns, rouges ou noirs.

N'ayez pas peur des glucides :
Il ne faut pas avoir peur des glucides ! Souvent les gens ont tendances à négliger les glucides à causes des calories qu'ils contiennent. La consommation de glucides est une partie importante de votre alimentation et n'est pas à négliger mais le maitre mot est modération. Surveillez les portions et privilégier les glucides complexes aux détriments des glucides raffinés. L'incorporation de sources saines de glucides, comme les céréales complètes, les fruits et les légumineuses, présente des dizaines d'avantages pour la santé, dont l'un est de renforcer la santé intestinale !

Les céréales complètes, comme le quinoa, le riz brun, l'épeautre, le farro et le blé complet, sont pleines de fibres qui ralentissent la digestion et pe rmettent donc d'éviter d'avoir faim. Elles contiennent également des protéines, des vitamines et des minéraux qui aident à donner à votre corps le coup de pouce nutritionnel dont il a besoin. C'est beaucoup plus intéressant que ce que nous propose notre croissant préféré ou notre pain blanc pour sandwich (même s'ils peuvent être utilisés à l'occasion) !

Surveillez votre consommation d'alcool :
Nous sommes de grands amateurs d'un verre de vin au dîner et qui n'aime pas un cocktail fraîchement préparé ? Mais il existe des liens assez forts entre l'alcool et une mauvaise santé intestinale. Nous vous recommandons de vous en tenir aux recommandations actuelles, à savoir pas plus d'une boisson alcoolisée par jour pour les femmes et pas plus de deux pour les hommes, afin de vous assurer que tous vos autres efforts pour atteindre une bonne santé intestinale ne soient pas vains.

Privilégiez les graisses saines, mais n'en abusez pas !
L'alimentation riche en graisses saturées n'est pas seulement mauvaise pour le cœur, mais aussi pour la santé intestinale. Il a été démontré que les régimes riches en graisses créent des conditions défavorables pour les bactéries intestinales anti-inflammatoires, ce qui entraîne des problèmes gastro-intestinaux à long terme, ainsi qu'un risque accru de maladies métaboliques, comme le diabète de type 2.

Ne vous méprenez pas, les graisses sont un macronutriment important, il faut privilégier les graisses dites saines. Ces graisses sont une excellente source d'énergie avec 9 calories par grammes contre 4 calories par grammes pour les glucides et protéines. Les acides gras essentiels sont très importants pour favoriser l'absorption des vitamines liposolubles. Les graisses sont essentielles à la croissance des cellules du corps, à la protection et à l'isolation des organes et au maintien de la chaleur du corps.

Lorsque la faim vous tenaille, grignoter intelligemment et rester rassasié, en consommant des graisses saines comme des noix et amandes ou des graines. De même, opter pour des graisses végétales de haute qualité, comme les avocats, l'huile d'olive. Il a même été démontré que ces aliments possèdent des propriétés anti-inflammatoires qui favorisent la santé intestinale et réduisent le risque de maladies chroniques. Les œufs quant à eux sont très polyvalents, peu caloriques, riches en protéines et remplis d'importants nutriments liposolubles. Toutes les graisses saines présentes dans les œufs sont contenues dans le jaune d'œuf, c'est pourquoi il est important de manger l'œuf entier plutôt que le blanc d'œuf, qui est lui riche en protéines.

Comme le disait Paracelse, un ancien médecin on peut manger de tout, mais « c'est la dose qui fait le poison »

Méfiez-vous des sucres sournois ajoutés :
Nous savons tous que les biscuits, la crème glacée et notre mélange de brownies préféré ne font pas des merveilles pour notre santé, et cela vaut également pour nos intestins. Les sucres ajoutés diminuent la quantité de bonnes bactéries intestinales présentes dans le microbiote d'une personne et augmentent les bactéries potentiellement dangereuses. Le sucre raffiné est également à l'origine d'inflammations, d'une prise de poids et d'une augmentation des maladies chroniques, autant d'éléments qui peuvent également détruire votre microbiote.

Malheureusement, les sucres ajoutés se cachent dans des endroits auxquels on ne s'attend pas. Nous vous félicitons d'avoir évité les pots de Ben & Jerry's dans le rayon des surgelés ou encore votre barre chocolatée préférée. Mais en fait, les ajouts de sucre sont partout, dans les sauces, dans les produits déjà sucrés on en rajoute (jus de fruits) et même la charcuterie (jambon).C'est pour cela qu'en règle général il faut évitez au plus les produits industriels et faire attention à la composition du produit.

Les alliés de l'intestin :

Vous ne savez pas ce qu'il faut manger et ce qu'il ne faut pas manger ? Avec la multitude d'informations sur l'alimentation saine, il peut être difficile de savoir quels aliments sont les meilleurs pour la santé de l'intestin.

Voici donc notre guide des meilleurs alliés pour la santé intestinale. Sans ordre particulier, voici quelques aliments savoureux et inhabituels dont une grande partie provient des pays asiatiques qui sont bons pour fournir à vos intestins les bonnes bactéries.

Le yaourt

Le yaourt vivant (naturel) est une excellente source de bactéries dites amicales, également appelées probiotiques. Il est obtenu à partir de lait fermenté par des bactéries lactiques. Il a été prouvé que le yaourt améliore la flore intestinale et aide à lutter contre les problèmes digestifs. Toutefois, souvenez-vous que les yaourts du commerce ne présentent pas tous les mêmes effets, il faut les voir comme des desserts. Voici un exemple de petit-déjeuner savoureux que je consomme régulièrement. Prenez 200g de skyr puis mélangez-le avec du muesli peu sucré. À cela j'ajoute un peu de miel et je disperse des bouts de fruits par-dessus (variez les fruits suivant la saison). Voilà, vous obtenez un petit déjeuner copieux et sain.

Kéfir

Le kéfir est une boisson obtenue à la suite de la fermentation de grains de kéfir. Il subit deux fermentations, à savoir tout d'abord une fermentation lactique suivie d'une fermentation alcoolique.

Il existe deux types de kéfirs : le kéfir de lait qui est cultivé dans du lait, et le kéfir d'eau qui est cultivé dans de l'eau.

Il est originaire du Caucase, région montagneuse située entre l'Asie et l'Europe. Ce sont des boissons faciles à préparer et qui possèdent un excellent impact sur la santé du microbiote intestinal.

Miso

Le miso est fabriqué à partir de fèves de soja fermentées et d'orge ou de riz, et contient tout une série d'éléments bénéfiques tels que des bactéries et des enzymes utiles. Il s'agit d'une pâte savoureuse utilisée dans les vinaigrettes et les soupes japonaises. Il peut également servir de marinade pour le saumon ou le tofu. Il s'agit d'un aliment de base de la cuisine japonaise. Les recherches montrent que dans les régions où le miso est un aliment de base, la population a une meilleure santé intestinale et moins de maladies intestinales.

Choucroute

Comme nous l'avons vu plus haut, la choucroute est une excellente source de probiotiques, de fibres et de vitamines. Choisissez un produit qui n'a pas été mariné dans du vinaigre, car cela ne présente pas les mêmes avantages.

Kimchi

Cette spécialité coréenne de légumes fermentés apporte les bienfaits des bactéries probiotiques ainsi que des vitamines et des fibres. Utilisez-le comme un plat d'accompagnement avec de la viande, de la salade ou des œufs. Il est si populaire que les Coréens disent « kimchi » de la même manière que nous disons « cheese » lorsqu'ils se font prendre en photo.

Le levain

Il est très à la mode en ce moment, mais il y a une bonne raison à cela. Fabriqué en faisant fermenter la pâte, il est plus digeste que le pain ordinaire et l'énergie qu'il procure se libère lentement évitant d'avoir faim rapidement. Il fait aussi des toasts fantastiques.

Amandes

Elles ont de bonnes propriétés probiotiques, ce qui signifie qu'elles sont un régal pour vos bactéries intestinales. Elles sont riches en fibres, en acides gras et en polyphénols. Une poignée d'amandes constitue un excellent en-cas lorsque vous avez un petit creux.

L'huile d'olive

L'huile d'olive est une des meilleures au monde. Elle apporte aux bactéries intestinales de bon d'acides gras et des polyphénols. L'huile d'olive est riche en calories, mais elle ne fait pas grossir et n'est pas associée à une prise de poids. Il est recommandé d'en consommer régulièrement pour bénéficier de ses propriétés anti-inflammatoires et antioxydantes. Des études ont montré qu'elle contribue à réduire l'inflammation intestinale et protège contre les maladies cardiovasculaires. Certaines études ont également montré que l'huile d'olive est bénéfique pour atténuer les problèmes d'indigestion ainsi que pour le pancréas en augmentant l'efficacité de l'insuline.

Kombucha

Nous savons tous que l'eau est essentielle à la santé intestinale, mais que pouvez-vous boire d'autre ? Le kombucha est une boisson à base de thé fermenté qui proviendrait de la Mandchourie et qui regorge de bonnes bactéries probiotiques. Il a un goût piquant et vinaigré et peut être utilisé comme une boisson rafraîchissante, seul ou mélangé avec des fruits et des épices. Il constitue également la base d'excellents cocktails.

Le Tempeh

Originaire d'Indonésie, ce probiotique naturel est obtenu à partir de graines de soja pelées et cuites. Celles-ci sont grossièrement écrasées, puis fermentées avec un champignon. Les graines prennent l'apparence de nougat, mais gardent les saveurs de la fermentation parfumée de ce champignon, et un goût de noix. C'est un aliment riche en protéine et contient tous les acides aminés essentiels. Sa teneur en acides gras insaturés est très bénéfique pour le système cardiovasculaire. Il présente également une quantité importante en vitamines B.

Bananes

L'un des en-cas les plus pratiques et les plus sains de la nature, les bananes sont pleines du type de fibres que les bonnes bactéries apprécient. Elles contiennent également de nombreuses vitamines et minéraux.

Le fromage

Il existe plusieurs types de fromage contenant des probiotiques et dans cette catégorie le champion des fromages est le Gouda. On peut également consommer de la feta, du parmesan ou du comté. Il faut préférer les fromages non pasteurisés, car ils possèdent encore leurs propres bactéries. Les fromages non pasteurisés sont d'excellents porteurs de probiotiques. Leur faible acidité et leur teneur élevée en matières grasses préservent et nourrissent les micro-organismes. Toutefois attention à ne pas en abuser, car le fromage peut être très calorique.

L'ail

L'ail, avec ses propriétés antibactériennes et antifongiques, il peut aider à contrôler les « mauvaises » bactéries intestinales et à équilibrer les levures dans l'intestin. Utilisez-le pour aromatiser les plats salés. Les propriétés de l'ail agissent comme une source de carburant pour permettre aux bactéries de mieux faire leur travail, ce qui améliore globalement la fonction intestinale et aide au bon fonctionnement de votre intestin.

Gingembre

Le gingembre frais, il n'a pas d'action spécifique sur les intestins grêles ou colon, mais il est très bon pour l'estomac, il aide la production d'acide gastrique et stimule le système digestif. Ajoutez du gingembre frais râpé aux soupes, ragoûts, smoothies ou sautés. Versez de l'eau bouillante sur du gingembre râpé pour faire un thé au gingembre rafraîchissant.

Comment les intestins agissent sur notre humeur :

Si vous avez récemment mangé un excellent repas, l'expérience a été agréable, confortable et sans douleur parce que votre estomac et votre système intestinal ont travaillé de manière transparente pour faire passer les aliments et finalement les absorber.

Notre tractus gastro-intestinal, ou intestin, est rappelez-vous décrit comme notre « deuxième cerveau ». En effet, il est contrôlé par son propre système nerveux complexe comprenant des centaines de millions de neurones, soit plus que tous les nerfs de votre moelle épinière.

L'intestin et le cerveau communiquent par le biais de différents signaux nerveux, par la libération d'hormones ainsi que d'autres voies. Nous savons depuis longtemps que les émotions peuvent modifier directement la fonction intestinale.

Mais fait étonnant cela fonctionne aussi dans l'autre sens : notre intestin a en fait un effet sur notre cerveau. Cette interaction intestin-cerveau permet de nouvelles approches dans la prise en charge de certaines pathologies.

Comment l'intestin et le cerveau s'influencent-ils mutuellement ?

Pensez à une fois où vous deviez passer un examen et que vous avez eu la diarrhée ou que vous vous êtes senti anxieux et que vous avez eu des papillons dans l'estomac. C'est votre cerveau qui commande votre intestin. Si vous êtes stressé ou anxieux, vous modifiez même la production d'acide gastrique par le biais de connexions nerveuses.

Traditionnellement, on pensait que les symptômes intestinaux étaient dus à un trouble psychologique sous-jacent, tel que l'anxiété. Il est vrai que l'anxiété peut modifier la fonction intestinale. Avec le temps, cela peut entraîner des symptômes désagréables tels que des douleurs, des diarrhées, des ballonnements ou une sensation de plénitude excessive.

Mais en réalité, de nombreux signaux remontent également de l'intestin vers le cerveau. Se pourrait-il donc que, dans certains cas, les modifications de l'intestin soient à l'origine des expériences d'anxiété plutôt que l'inverse ? Les preuves s'accumulent et suggèrent que c'est probablement le cas.

On sait aujourd'hui que les échanges entre cerveau et intestin reposent sur 4 grandes voies :

- Neuronale : l'interaction entre les deux « organes » se fait grâce au système nerveux orthosympathique (nerfs qui sortent au niveau de la colonne) et au système nerveux parasympathique (nerf vague). Le nerf vague est en grande partie sensitif il aura surtout pour fonction de remonter les informations en direction du cerveau.

- Hormonale : avec la sécrétion d'hormone dans la circulation sanguine
- Immunitaire : l'interaction se fera grâce aux cellules de l'immunité et aux substances telles que les cytokines (rôles de signaux)
- Métabolique : les microbes intestinaux vont délivrer des messages dans leur environnement et pourront activer les autres voies.

Valentin Pavlov, PhD. À découvert un rôle longtemps insoupçonné concernant le nerf vague. D'après ses découvertes le nerf vague possède une branche qui a un rôle anti inflammatoire pour le corps. Du coup il est important de maintenir un bon équilibre du système nerveux, car en cas de déséquilibre le nerf peut s'effondrer et ne plus remplir correctement sa fonction. Une dysbiose intestinale entraîne ou est associée à un déséquilibre de la fonction du nerf vague.

Le microbiote participe à la régulation de l'humeur. En effet, des bactéries intestinales fabriquent des neurotransmetteurs, les molécules qui servent de messagers entre les neurones.

Par exemple, la sérotonine, connue pour ses effets antidépresseurs, est fabriquée à 90 % dans l'intestin. D'autres neurotransmetteurs sont produits par des bactéries : le GABA, la noradrénaline, la dopamine, l'acétylcholine.

Les modifications du microbiote sont associées à des troubles neurologiques comme nous l'avons vu dans différentes pathologies un peu plus haut. Si le microbiote influence notre humeur, nous pouvons espérer trouver des bénéfices dans la prise de probiotiques.

En effet certains de ces probiotiques ont des effets sur le côté psychique des personnes. Des chercheurs chinois ont publié des recherches sur l'utilisation de probiotiques dans le cadre de la dépression et de l'anxiété.

Les résultats montrent que les probiotiques réduisent significativement les symptômes de dépression chez les personnes présentant des symptômes d'anxiété, de stress ou de dépression.[31]

La modification des bactéries intestinales est un nouveau moyen de prise en charge de nombreuses maladies de l'intestin et pourquoi pas certaines liées au trouble psychologique comme pour la dépression. Ce sera à n'en pas douter un axe de traitement très important pour le futur.

Nettoyer ses intestins :

La motricité gastro-intestinale est un des éléments majeurs assurant le confort digestif de l'individu. Elle a deux aspects bien distincts.

- En période interdigestive (entre les repas) l'activité intestinale est caractérisée par une motricité cyclique, les complexes moteurs migrants (une de sorte de pace maker qui fournit une contraction de la paroi) contribuent à éliminer les résidus de la digestion vers

---

[31] Chao et al,(2020)

le côlon pour prévenir les phénomènes de pullulation bactérienne dans le grêle.

- En période postprandiale, la motricité de l'intestin va brasser les aliments avec les enzymes digestives et assurer une progression contrôlée du contenu à l'intérieur du tube digestif pour permettre l'absorption des nutriments.

Dans leur travail quotidien, les intestins s'encrassent. Les « déchets » qui y sont accumulés entravent leurs bons fonctionnements. Nous pouvons donc comprendre la nécessité de nettoyer notre système digestif. Il s'agit simplement « d'expulser » les excès qui encombrent nos intestins, de jeter tout ce dont nous n'avons pas besoin.[32]

Ces toutes dernières années, le mot « détox » est arrivé et depuis, il ne se passe pas un jour sans que nous en entendions parler ou que nous lisions des articles à ce sujet. On nous vante les bienfaits des aliments, des régimes ou des tisanes « détox ». Ce qu'il faut savoir,

---

[32] Ducrotté p, Melchior c, (2017)

c'est que la « détox » est tout simplement la contrepartie naturelle de « manger ». Je suis sûr que vous avez lu le mot « manger » et tous ses synonymes, de nombreuses fois. Mais avez-vous trouvé beaucoup de synonymes de « expulser » ? Il y a de grandes chances que les articles ne traitent pas ou peu de ce sujet, mais au combien important. Alors quels sont les moyens dont nous disposons pour nettoyer nos organes digestifs ?

Je vais vous lister 10 remèdes naturels pour le nettoyage du côlon et de l'intestin grêle.

- Le jeûne : très utilisé pour ses nombreux intérêts, notamment pour nettoyer le colon. Dans l'optique de le nettoyer, il est bon de lui donner le moins de travail possible pour qu'il puisse éliminer les déchets plus efficacement, donc en période de jeune attention à ce que vous mangez. **Ce moment de repos est une vraie thérapie pour les intestins, qui en ressortent en très bonne forme, prêts à fonctionner de manière satisfaisante**

- Rinçage à l'eau : Boire beaucoup d'eau et rester hydraté est le moyen le plus simple de réguler la digestion. Il est recommandé de boire six à huit verres d'eau tiède par jour pour nettoyer le côlon.

- Rinçage à l'eau salée : Il est préférable d'utiliser du sel de mer non raffiné ou du sel de roche (sel de l'Himalaya ou encore du sel noir d'Hawaï. Le goût doit être légèrement salé comme un bouillon (environ 1 cuillère à café pour ½ litre). Boire le verre d'eau le matin à jeun. Cela stimule les mouvements du côlon en quelques minutes. Cette opération peut être effectuée deux fois par jour pendant une semaine. (cette pratique est contre-indiquée en cas d'insuffisance rénale notamment).

- Régime riche en fibres : Les fibres sont un nutriment essentiel présent dans les aliments végétaux entiers et sains comme les fruits, les légumes, les céréales, les noix, les graines, etc.

Si le côlon est irritable, éviter les légumes crus. Les fibres aident à désagréger les matières en excès dans le côlon. Elles peuvent réguler la constipation et l'hyperactivité intestinale. Elles stimulent également les bactéries utiles.

- Eau citronnée et miel : Mélangez du jus de citron frais, une cuillère à café de miel et une pincée de sel avec de l'eau chaude et buvez à jeun le matin. Je vais vous donner une autre manière de consommer ces ingrédients, c'est celle que j'utilise. Tout d'abord nettoyer la peau du citron (préférer un citron bio). Vous allez couper le citron en petit bout tout en gardant l'écorce et le placer ensuite dans un pot de miel. Au bout de quelques jours, le citron n'est plus acide. Chaque matin vous pouvez manger l'équivalent d'une cuillère à café de se mélange citron miel.

- Les jus et les smoothies : Il s'agit notamment d'une des formes les plus efficaces, car ils combinent l'eau et les fibres en un seul produit. Les jus à base de pommes, de citrons et d'aloe vera aident à nettoyer le côlon. Ils contiennent également des nutriments bénéfiques pour l'organisme.

- Les probiotiques : Les probiotiques aident à nettoyer le côlon et à stimuler les bonnes bactéries dans l'intestin. Les aliments fermentés sont considérés comme de bons probiotiques. Les aliments probiotiques déjà vus peuvent être consommés et on peut rajouter à la liste les cornichons, le vinaigre de cidre ou de pomme.

- Tisanes : Essayer certaines tisanes peut favoriser la santé digestive. Les plantes laxatives comme le psyllium, l'aloe vera et la racine de guimauve peuvent aider à nettoyer le colon. La tisane à la menthe et au pissenlit ou encore la tisane au gingembre et à l'artichaut sont aussi très efficaces.

- Le charbon actif : L'idéal serait d'opter pour un charbon actif végétal sans composé chimique. Il est très efficace pour absorber les toxines et autres éléments nuisibles. Cependant, il peut y avoir quelques contre-indications. Il peut arriver que le charbon actif ait un effet constipant sur certaines personnes de plus de par son fort pouvoir absorbant, il inhibe également les contraceptifs oraux et diminue l'effet des médicaments. C'est pourquoi il faut espacer la prise de médicament avec celle du charbon.

- Les algues : en particulier la spiruline sont de bons alliés. Elles sont capables d'absorber les toxines dans les intestins. Elles sont aussi des remèdes efficaces contre la constipation, car elles permettent de lubrifier les selles.

- Huile de poisson : Les huiles de poisson peuvent également être prises sous forme de suppléments. Elles contiennent des acides gras omégas-3 qui sont efficaces pour le nettoyage du côlon.

Chapitre 2 : Une alimentation simple, tout au long de la vie

Le secret de la légendaire santé des Japonais :

Comment pouvons-nous vivre plus longtemps ? Vous trouverez la réponse à cette éternelle question au Japon. L'espérance de vie japonaise est la plus élevée du monde, avec en moyenne 87,32 ans pour les femmes et 81,25 ans pour les hommes. En effet, les Japonais sont connus pour avoir une santé de fer. La durée de vie moyenne des Japonais est la plus élevée que l'humanité n'ait jamais connue, et ils continuent de vieillir. En 2019, le nombre de Japonais âgés de 90 ans a atteint 2,31 millions, dont plus de 71 000 centenaires. Les Japonais ont-ils donc trouvé la fontaine de jouvence ? Nous nous plongeons dans les principaux secrets du Japon en matière de bonne santé et de longévité, ainsi, nous pourrions également faire de même dans le but de booster notre système digestif et notre santé en général.

Un régime alimentaire sain :
Comme Hippocrate l'a si bien dit « Que ta nourriture soit ton médicament et que ton médicament soit ta nourriture ». Les Japonais incarnent cette belle citation.

Le régime alimentaire des Japonais est un excellent exemple des conseils donnés par le médecin grec Hippocrate au Ve siècle et l'une des principales raisons de leur longue durée de vie et leur santé légendaire. Leur régime est maigre et équilibré, avec des aliments de base comme le poisson riche en oméga, le riz, les céréales complètes, le tofu, le soja, le miso, les algues et les légumes. Tous ces aliments sont faibles en graisses saturées et en sucres et contiennent des vitamines et des minéraux qui réduisent le risque de cancers et de maladies cardiaques. Ce régime à de nombreux points communs avec le régime méditerranéen.

Leur régime alimentaire sain a conduit à un taux d'obésité remarquablement bas au Japon, alors que d'autres pays ayant une moins bonne alimentation subissent d'avantage ce fléau. Seuls 4,30 % de la population japonaise sont obèses, contre 27,80 % au

Royaume-Uni et 36,20 % aux États-Unis. L'obésité est une cause majeure de maladies mortelles comme le diabète, le cancer et les maladies cardiaques. Il va donc de soi que les Japonais vivent plus longtemps grâce à leur régime alimentaire sain.

La science le confirme. Selon des données du gouvernement japonais, les personnes qui suivaient le régime alimentaire recommandé par le gouvernement avaient un taux de mortalité inférieur de 15 % à celui des Japonais qui ne le suivaient pas.

Et cela commence tôt. Les écoles japonaises suivent les directives en matière d'alimentation saine, avec des déjeuners composés de nombreux fruits et légumes et de très peu de sucre raffiné. En apprenant à manger de manière équilibrée dès leur plus jeune âge, les enfants sont en bonne santé pour le reste de leur vie (qui sera probablement longue !).

Pourquoi ne pas essayer de manger comme les Japonais et déguster des sushis frais ou une soupe chaude aux nouilles udon ? Votre corps vous en remerciera.

Quels comportements sains font partie de la culture traditionnelle japonaise ?

Manger consciemment :
Levez la main si vous dînez sur le canapé en regardant la télévision ou en faisant défiler votre téléphone ? Si cela vous semble familier, vous ne faites probablement pas attention à ce que vous mangez et à la façon dont vous le faites.

Un dicton courant au Japon, « hara hachi bun me », dit aux gens de ne manger que jusqu'à ce qu'ils soient rassasiés à 80 %. Il s'agirait d'un enseignement confucéen qui se traduit approximativement par « mangez jusqu'à ce que vous soyez rassasié au huitième ». (Une traduction plus compressible serait : mangez jusqu'à être presque rassasié). Les Japonais sont également de fervents adeptes de la « retenue flexible » lorsqu'il s'agit de friandises et d'en-cas, qu'ils apprécient de temps en temps, mais en plus petites portions.

Plus vous mangez, plus vous infligez un stress inflammatoire à votre corps. Il faut généralement au moins 20 minutes pour que le cerveau se rende compte que vous êtes rassasié, c'est pourquoi les Japonais utilisent « hara hachi bun me » pour vous rappeler d'arrêter de manger.

Des portions plus petites et une alimentation plus lente sont également les secrets de la longue durée de vie des Japonais. À l'heure des repas, ils servent la nourriture dans de nombreuses petites assiettes et s'assoient par terre pour manger ensemble. En plus de l'utilisation de baguettes, cela permet de manger beaucoup plus lentement, ce qui facilite également la digestion.

Le secret pour vivre plus longtemps ne réside pas seulement dans ce que vous mangez. Si vous voulez vivre plus longtemps, vous devez également vous concentrer sur la façon dont vous mangez.

Boire du thé vert :

Les Japonais boivent une tonne de poudre de thé vert matcha depuis des siècles. Et cela se voit.

Cette boisson ancienne est riche en antioxydants qui renforcent le système immunitaire et aident à prévenir le cancer. Elle facilite également la digestion, les niveaux d'énergie et la régulation de la pression sanguine. Le thé aide même à préserver les cellules et à ralentir le vieillissement cellulaire.

Le secret des pouvoirs du thé matcha réside dans le processus de production. Ils privent les jeunes feuilles de la lumière du soleil pendant leur croissance, ce qui augmente leur teneur en chlorophylle et en antioxydants.

Les Japonais boivent du thé plusieurs fois par jour.

La prochaine fois que vous prendrez une tasse de café, pourquoi ne pas essayer le thé vert ? Si vous en buvez suffisamment, vous aurez peut-être la même durée de vie que les Japonais.

Modes de vie actifs :

Nous savons qu'un mode de vie sédentaire peut entraîner une mauvaise santé et une vie plus courte. Des études ont révélé que plus de deux millions de Britanniques vivront avec quatre maladies chroniques ou plus dans les 20 ans à venir en raison de leur mode de vie inactif. Les Japonais évitent ce problème en intégrant le mouvement dans leur vie quotidienne.

Près de 98 % des enfants japonais se rendent à l'école à pied ou à vélo, tandis que les radios diffusent des émissions de rajio taiso (radio de gymnastique) tous les matins dans tout le Japon. Les trajets quotidiens sont également actifs, la plupart des gens se rendant à la gare à pied ou à vélo, prenant le train, puis se rendant au travail à pied.

Et ce n'est pas qu'ils ne s'assoient pas, ils le font simplement d'une manière plus saine. Il limite leur temps à être assis immobile. C'est d'ailleurs un sujet très important au japon, à tel point que les entreprises japonaises mettent en place toute sorte de mesures pour garder les employés en bonne santé. Ça peut aller de l'aménagement du lieu de travail avec des bureaux modulables pour travailler assis ou debout en passant par de courts moments collectifs de mobilisation musculaire le matin et l'après-midi avant de commencer à travailler. Ici sont présentés les points positifs de l'activité, avec l'objectif de progresser vers un meilleur équilibre. Comme nous parlons du milieu du travail, laissez-moi vous rappeler de ne pas oublier d'écouter votre corps, car la charge mentale liée au quotidien et au travail peut rompre cet équilibre. (C'est le cas de beaucoup de Japonais qui sont en surmenage à cause du travail).

L'importance de l'activité physique quotidienne se poursuit jusque dans les dernières années de la vie des Japonais. Vous verrez de nombreuses personnes âgées au Japon continuer à marcher ou à faire du vélo.

Notre suggestion ? Commencez à bouger davantage dans votre vie quotidienne.

Des soins de santé de classe mondiale :
La longue durée de vie des Japonais peut également être attribuée à l'excellence de leurs soins de santé. Le système de soins de santé japonais est l'un des meilleurs au monde.

Depuis les années 1960, le gouvernement prend en charge 70 % de toutes les procédures de santé et jusqu'à 90 % pour les citoyens à faibles revenus. Si vous êtes employé, l'assurance de l'employeur prend en charge 80% de la somme restante. Ils disposent également de connaissances et d'équipements médicaux de pointe, ce qui fait du Japon l'endroit idéal pour vieillir.

Le gouvernement a introduit de nombreuses mesures préventives pour prendre soin de ses citoyens, telles que des dépistages sanitaires dans les écoles et sur les lieux de travail. Outre les initiatives gouvernementales, les bons soins de santé font partie de la culture japonaise. Les Japonais se rendent régulièrement chez le médecin pour des examens de contrôle. De plus les grosses entreprises qui ont gardé une culture très paternaliste, prennent en charge pour chaque employé un bilan de santé annuel. Cela signifie que les maladies ont plus de chances d'être détectées rapidement.

Il est également de tradition que les gens s'occupent des membres âgés de leur famille plutôt que de les envoyer dans des maisons de soins. Les avantages psychologiques liés au fait de vivre avec sa famille pendant la vieillesse font que les gens sont plus heureux et vivent plus longtemps.

IKIGAI :
À l'instar des idées de « hygge » au Danemark ou de « joie de vivre » en France, les Japonais vivent avec « ikigai ». Cette philosophie ancienne se traduit approximativement par « votre raison de vivre » et encourage les gens à vivre dans la joie et avec un but précis.

Le mode de vie ikigai est particulièrement populaire à Okinawa, surnommé le « pays des immortels ». Les habitants d'Okinawa ont l'une des plus longues durées de vie et le taux le plus élevé de centenaires au monde. Les Okinawans chérissent la communauté et tissent des liens étroits avec leurs voisins.

Ils pensent qu'avoir un but est essentiel pour s'épanouir dans la vie et que l'on peut trouver de la joie et un but dans de nombreux aspects de sa vie, comme aider les autres, bien manger et être entouré d'amis et d'une famille aimante. Ils n'ont même pas de mot pour désigner la retraite et préfèrent rester actifs jusqu'à un âge avancé, plutôt que de prendre leur « retraite ». Leur but est de rester actifs que ce soit sous la forme d'un travail rémunéré ou non ou bien en faisant toute sorte de passe-temps. C'est une situation intéressante, car vous avez peut-être déjà vu comme moi, des personnes qui dès lors qu'elles ont pris leurs retraites se retrouvent à enchaîner les soucis de santé. Faudrait-il garder une activité et un but tout au long de sa vie ?

La science a prouvé qu'ils avaient raison. Des études montrent qu'une vie bien remplie permet d'allonger l'espérance de vie grâce un meilleur fonctionnement entre le corps et l'esprit et toutes les améliorations métaboliques que cela implique. La recherche a également montré que la retraite peut entraîner une dégradation prématurée de la santé, car on ressent un manque soudain de but, associé à la fin de la routine du travail et souvent une baisse de l'activité physique quotidienne. Toutefois toutes les personnes ne réagissent pas de la même manière et profitent activement de leur retraite.

Donc, si vous êtes à la recherche de quelques années de vie supplémentaires, inspirez-vous d'Okinawa. Trouvez votre « ikigai » et vivez avec joie et détermination.

Le repas de Musashi Miyamoto :
Bien évidemment, il ne s'agit pas seulement de ce personnage historique, mais aussi de ce que les gens ont consommé en son temps.

Musashi était un des plus grands samouraïs de l'histoire du japon, il comptait parmi ses contemporains un grand nombre de guerriers légendaires.

Leurs aptitudes intellectuelles, psychologiques et physiques pourraient indiscutablement les élever au rang des plus grands sportifs de notre époque. La source de leur force était leur régime alimentaire.

Cela a commencé à changer pendant la période Edo, et le plu déplorable de ce changement s'appliqua au riz. En effet, lorsque le pays est entré dans une période de stabilité au début du XVIIIe siècle, la mode du riz blanc se répandit dans toute la capitale.

La présence de riz blanc à la table des classes surtout bourgeoises était le signe d'un certain niveau de vie, un luxe quotidien que tous ne pouvaient pas encore se permettre. Mais ce symbole extérieur de richesse n'était pas sans conséquences sur la santé.

Que consommaient les gens avant ? Les mêmes céréales que celles que nous mangeons aujourd'hui : du riz, mais non séparé du son et du germe qu'il renferme naturellement. Puisque tous les vitamines et minéraux essentiels se trouvent dans le son, le raffinage des céréales n'est pas un choix : il a un impact direct sur la santé.

Les conséquences ne se sont pas fait attendre : dès le début de l'ère Edo, une augmentation sans précédent du nombre de cas de béribéri a été observée dans les villes. Le béribéri est à l'origine de troubles cérébraux.

La cause de cette pathologie était encore méconnue à ce moment-là : il s'agissait d'une carence en vitamine B1, que l'on trouve dans le son de riz.

En proscrivant le riz brun dans leurs bols, les Japonais se sont donc retrouvés avec une carence chronique en vitamine B1

Les samouraïs, avaient certes droit à des plats plus modestes, mais leur nourriture les maintenait en forme et en bonne santé, et ce pendant longtemps. Sous la lourde armure, les corps étaient vigoureux, et bien sûr personne n'avait à s'inquiéter d'une déficience en vitamine B1. Cette histoire permet de se rendre compte que des modifications de notre alimentation peuvent avoir des conséquences sur la santé. Par exemple en occident la culture du blé a tellement été modifiée, que le gluten qu'il contient est de moins en moins bonne qualité et n'est plus adaptée à la population. D'où le nombre de plus en plus important de personne qui digère mal le gluten.

Le régime japonais : quels sont les composants d'un régime alimentaire traditionnel japonais ?

Le régime japonais traditionnel est essentiellement frais de saison et non transformé, avec très peu d'ingrédients raffinés et de sucre. En fait, il ressemble un peu au régime chinois traditionnel, dont les aliments de base sont le riz, les légumes cuits et marinés, le poisson et la viande. Cependant, comme le Japon est en fait un archipel (6 852 îles), ses habitants consomment beaucoup plus de poisson que dans les autres pays asiatiques et moins de protéine animale. Ils mangent également du poisson cru sous forme de sushi et de sashimi, ainsi que de nombreux aliments marinés, fermentés et fumés.

Dans la cuisine japonaise, on retrouve des aliments de base comme :

Le fameux riz cuit à la vapeur ou encore les nouilles soba. Les Japonais mangent très fréquemment les populaires ramens (bouillon accompagné entre autres de nouille et de légumes).

Les haricots de soja, généralement sous forme de tofu ou d'edamame frais (fève de soja), constituent un élément clé du régime japonais, de même que d'autres haricots comme l'adzuki. Les produits à base de soja fermenté, comme le miso et le natto, sont très régulièrement consommés. Le natto, traditionnellement consommé au petit-déjeuner, a un effet bénéfique sur l'intestin et favorise la bonne composition du sang.

Les Japonais consomment également une grande variété de légumes terrestres et marins, dont les algues, qui regorgent de minéraux bénéfiques pour la santé et peuvent contribuer à réduire la pression artérielle. Les fruits sont souvent consommés au petit-déjeuner ou en dessert, notamment les pommes Fuji, les mandarines et les kakis.

Parallèlement à leur régime alimentaire, les Japonais sont de grands amateurs de thé vert, en particulier de thé matcha, qui gagne rapidement en popularité ailleurs, y compris au Royaume-Uni capital du thé. Le matcha, un thé vert en poudre moulu sur pierre, est surtout apprécié pour ses composés antioxydants connus sous le nom de catéchines, qui ont été associés à la lutte contre le cancer, les virus et les maladies cardiaques.

Quels sont les avantages du régime traditionnel japonais ?

Les données de certaines études révèlent que les personnes qui suivaient de près les recommandations du régime japonais, également connu sous le nom de « washoku », un régime riche à base de céréales, riche en légumes et en poisson, fruits de mer et aliments à base de plantes avec des quantités minimales de protéines animales, de sucres ajoutés et de matières grasses ainsi que très peu de produits laitiers avaient moins de risques de mourir prématurément d'une maladie cardiaque. Le fait que le régime japonais soit traditionnellement riche en soja et en poisson pourrait également jouer un rôle important dans la réduction du risque de maladie cardiovasculaire. Les Japonais ont également les taux les plus bas d'obésité chez les hommes et les femmes, ainsi qu'une longue espérance de vie.

L'île d'Okinawa, à l'extrême sud du Japon, présente le risque le plus faible de maladies liées à l'âge (diabète, cancer, arthrite et Alzheimer, par exemple). Ces résultats sont en partie attribués au régime alimentaire traditionnel japonais, qui est faible en calories et en graisses saturées, mais riche en nutriments, notamment en phytonutriments, y compris les flavonoïdes, présents dans les légumes de différentes couleurs. Ce régime comprend également des phytoestrogènes, ou œstrogènes d'origine végétale, qui peuvent contribuer à protéger contre les cancers hormono-dépendants, comme le cancer du sein. Le régime alimentaire du peuple d'Okinawa a été peu influencé par les changements alimentaires de la culture occidentale, qui ont été observés dans le Japon plus urbain.

Notre Alimentation équivaut à notre énergie :

Les aliments que nous mangeons fournissent de l'énergie qui permet à notre corps de réaliser toutes les fonctions, des plus élémentaires comme la respiration aux activités les plus complexes. Nous avons besoin d'une quantité minimale de calories provenant de l'alimentation pour assurer les fonctions métaboliques de base et d'une quantité supplémentaire pour effectuer des activités physiques. Plus nous sommes actifs, plus nous avons besoin de nourriture.

Comment obtenons-nous de l'énergie à partir des aliments ?

Votre corps transforme les aliments en énergie non seulement pour une activité physique intense, mais aussi pour les activités de la vie quotidienne normale. Pour transformer les aliments en une forme utilisable, l'action de mâcher déclenche le processus de digestion. Les enzymes de votre système digestif décomposent ensuite les molécules alimentaires.

Ce processus de transformation des aliments en énergie convertit le sucre et la graisse en une molécule appelée adénosine triphosphate (ATP). L'ATP est ensuite transformée en une molécule similaire appelée adénosine diphosphate (ADP). Cette transformation libère de l'énergie que vos cellules utilisent pour alimenter les fonctions corporelles comme respirer, tenir une tasse de café ou effectuer votre entraînement quotidien.

Vous devez trouver un équilibre entre les entrées et les sorties pour ce processus de transformation des aliments en énergie. Si vous absorbez plus de nourriture que votre corps n'en utilise pour son activité journalière, votre corps stockera l'énergie excédentaire c'est-à-dire les calories sous forme de graisse.

Lorsque vous n'absorbez que les calories dont vous avez besoin, votre corps maintient son poids. Si vous absorbez moins de calories ou si vous les utilisez en faisant de l'exercice, vous créez un déficit calorique. Au fil du temps, ce déficit peut permettre une perte de poids, car votre corps utilise les graisses stockées comme source d'énergie.

Une alimentation équilibrée dans la fourchette calorique recommandée vous aidera à gérer correctement l'entrée et la sortie des calories. En fonction de votre sexe et de votre niveau d'activité, les adultes ont besoin de 1 600 à 3 000 calories par jour, avec une moyenne de 2000 calories pour les femmes et de 2500 calories pour les hommes.[33]

Comment les muscles utilisent l'énergie :
En général, les fibres musculaires sont classées comme étant à contraction lente ou rapide en fonction de la façon dont elles utilisent l'énergie comme carburant. Les exercices aérobies comme la course de fond produisent davantage de fibres à contraction lente pour une plus grande endurance.

Les exercices anaérobies comme le sprint augmentent la taille et la quantité de fibres puissantes à contraction rapide. Ces fibres se fatiguent plus rapidement et sont utilisées pour des poussées d'énergie rapides. L'entraînement de ces fibres musculaires améliore

---

[33] DGA

également la force des muscles et leur permet de croître en taille.

Les séances de sport déclenchent des changements métaboliques dans le tissu musculaire, notamment une augmentation des mitochondries, c'est-à-dire des organites qui utilisent l'oxygène pour aider à créer de l'ATP.

Cette augmentation des mitochondries s'accompagne d'une augmentation des niveaux d'enzymes utilisés pour métaboliser les graisses. Vos muscles sont alors mieux à même d'accéder aux graisses et de les utiliser comme source d'énergie, ce qui entraîne une perte de graisse.

Chapitre 3 : Comment renforcer son système immunitaire

Renforcer son corps grâce aux micronutriments et à la respiration.

Le système immunitaire est très complexe il est composé de nombreuses variétés de cellules qui ont chacune un rôle et qui peuvent interagir entre elles. On voudrait tous renforcer notre système immunitaire et souvent nous avons l'habitude de chercher un produit que l'on pourrait consommer pour nous aider. Non, il n'y a malheureusement pas de produit miracle. Ce n'est pas quelque chose que l'on peut renforcer comme on pourrait travailler un muscle. Notre système immunitaire peut être comparé à une forêt. Un écosystème riche en animaux et végétaux. Lorsque la forêt reçoit les éléments dont elle a besoin comme du soleil ou de la pluie, tout se passe bien. Un jour il se peut qu'elle soit confrontée à des parasites, ou à une sécheresse et là elle doit mettre en place un système de défense pour protéger son intégrité, et éviter des conséquences qui peuvent se répercuter sur d'autres arbres ou animaux. Donc la vie de cette forêt toujours en train de s'adapter aux conditions intérieures, mais aussi extérieures illustre le travail de notre système immunitaire et de notre corps en général. C'est une adaptation perpétuelle à l'environnement.

Les cellules de l'immunité se préparent pour venir combattre les agresseurs tout au long de la vie, en apprenant à reconnaître et à se rappeler de chaque type d'ennemis quelle croise. Une habitude de vie saine avec une bonne alimentation, de l'exercice physique ou encore un bon sommeil permettent au corps de lutter plus facilement.

En cas de déficience, il peut être bon d'aider le corps en le supplémentant. Toutefois attention, prendre une supplémentation en vitamine ou minéraux par exemple alors que le corps n'en a pas besoin peut entraîner l'effet inverse sur le système immunitaire.

Ici, je vous partage quelques conseils sur les principaux vitamines et minéraux dont votre système immunitaire a besoin pour bien fonctionner [47] :

---

[47] Diguilio km, Rybakovsky e,(2022)

La vitamine C

Lorsque l'on parle de vitamine C, on pense de suite aux agrumes. Mais saviez-vous qu'il existe des aliments qui en contiennent encore plus ? Pour (100g) :

- Le cassis
- Le persil
- Les poivrons crus
- Choux de Bruxelles ou le chou-fleur
- Les kiwis
- Les litchis

Fait amusant : la vitamine C se trouve dans tellement d'aliments que la plupart des gens n'ont pas besoin de prendre des suppléments, sauf si un médecin le conseille.

La vitamine E

Comme la vitamine C, la vitamine E peut être un puissant antioxydant qui aide votre organisme à combattre les infections. Cette vitamine essentielle, qui participe à près de 200 réactions biochimiques dans votre organisme, joue un rôle primordial pour le bon fonctionnement de votre système immunitaire. Pour obtenir votre vitamine E, pensez aux aliments végétaux riches en graisses tels que :

- Amandes.
- Cacahuètes/beurre de cacahuète.
- Graines de tournesol.
- Huiles telles que l'huile de tournesol, de carthame et de soja.
- Noisettes.

La vitamine A

La vitamine A, qui combat les infections, se présente sous deux formes : préformée, comme dans les aliments d'origine animale tels que le poisson, la viande et les produits laitiers ou issus des caroténoïdes végétaux. Le thon est une excellente source de vitamine A préformée. En ce qui concerne les caroténoïdes, optez pour la couleur :

- Carottes.
- Patates douces.
- Citrouille.

- Courge musquée.
- Le melon.
- Légumes à feuilles vert foncé.

La vitamine D

Connue sous le nom de vitamine du soleil, c'est l'un des nutriments les plus importants et les plus puissants pour soutenir le système immunitaire. Les sources alimentaires sont limitées, mais comprennent :

- Le saumon.
- Le maquereau.
- Le thon.
- Sardines.

Rappelons que de nombreuses personnes sont carencées en vitamine D. Le problème, c'est que les poissons qui en contiennent beaucoup comme le thon ou le saumon sont de plus en plus pollués notamment avec les métaux lourds. Faites donc très attention à la qualité de votre poisson, mais également si vous prenez des compléments alimentaires, assurez-vous qu'il assure une bonne traçabilité des poissons qu'ils utilisent.

Vitamine B9 (folates)

La vitamine B9 ou acide folique (forme synthétique de la molécule), est souvent ajoutée aux aliments en raison de ses bienfaits pour la santé. Elle est non synthétisée par l'organisme. Elle joue un rôle important dans le renouvellement cellulaire et la synthèse de globule rouge. Attention, une carence en B9 lors de la grossesse peut entraîner des malformations du fœtus (ex. : la spina bifida).

- Les légumineuses
- Épinard/asperge/brocoli
- Vous pouvez également obtenir de l'acide folique dans les aliments enrichis (pâte, riz ... vérifiez l'étiquette).
- Enfin on en trouve en très grande quantité dans les abats et foies d'animaux.

Fer

Le fer, qui aide votre organisme à transporter l'oxygène vers les cellules, joue un rôle dans de nombreux processus du système immunitaire. Il se présente sous différentes formes. L'organisme absorbe plus facilement le fer héminique (c'est-à-dire le fer provenant de produits animaux), qui est présent en abondance dans les aliments suivants.

La viande rouge (limitez à de plus petites quantités et moins souvent).

- Le poulet.
- La dinde.
- Sardines en conserve.
- Huîtres.
- Palourdes.
- Moule.
- Thon pâle en conserve.

Si vous êtes végétarien, n'ayez crainte. Vous pouvez toujours trouver du fer dans d'autres aliments, ce sera du fer non héminique qui sera moins bien assimilé par l'organisme que le fer d'origine animale.

- Les haricots (blanc, de soja)
- Le tofu
- Les épinards
- Les céréales enrichies en fer.

Sélénium

Le sélénium semble avoir un effet puissant sur le système immunitaire, étant important pour la prévention des infections. Les aliments d'origine animale en sont les meilleures sources, à l'exception des noix du Brésil, qui offrent plus de 100 % de la valeur quotidienne dans une seule noix. Cependant, une trop grande quantité de sélénium peut poser problème, il est donc conseillé de ne pas en consommer plus d'une ou deux par jour. Recherchez le sélénium dans :

- Les noix du brésil
- Côtelette de porc et abats de volaille
- Champignons shiitakes
- Poissons (thon, morue, saumon, flétan)

Zinc

Le zinc est un minéral aux propriétés anti-inflammatoires et cicatrisantes. Le corps en a besoin en petite quantité, mais c'est un apport essentiel d'autant que la carence légère est courante. Il est très utile au corps, on le retrouve dans une centaine de réactions enzymatiques, il joue un rôle essentiel dans la croissance et la synthèse des hormones. Il intervient également dans les fonctions neurologiques et reproductives ainsi que dans le système immunitaire. On le trouve dans :

- Les huîtres.
- Le bœuf et le porc
- La volaille.
- Les graines de citrouille / courges
- Champignons shiitakes
- Les céréales entières
- Les légumineuses (pois chiches, haricots...)

La respiration comme renforcement du système immunitaire

Des chercheurs ont déjà montré la capacité de certains moines bouddhistes à exercer un contrôle conscient sur des fonctions corporelles apparemment involontaires. Certaines études suggèrent que la méditation et l'entraînement comportemental ont un degré de pouvoir encore plus surprenant.

Dans les années 1980, Herbert Benson, chercheur à Harvard, a montré que des moines méditants pouvaient exercer un certain contrôle sur la température de leur peau.

Lors de visites dans des monastères reculés dans les années 1980, Benson et son équipe ont étudié des moines vivant dans les montagnes de l'Himalaya qui pouvaient, en pratiquant la méditation Tum-Mo, élever la température de leurs doigts et de leurs orteils jusqu'à 17 degrés. Lors d'une expérience, ils ont réussi grâce à leur chaleur corporelle à faire sécher un drap mouillé qu'il portait sur les épaules. Il reste encore à déterminer comment les moines sont capables de générer une telle chaleur.

D'autres méditants, selon Benson, pouvaient contrôler consciemment leur métabolisme :

Ils ont été étonnés de constater que ces moines pouvaient réduire leur métabolisme de 64 %. « C'était un résultat stupéfiant, à couper le souffle », s'exclamera Benson. Pour mettre cette baisse en perspective, le métabolisme, ou consommation d'oxygène, ne diminue que de 10 à 15 % pendant le sommeil et d'environ 17 % pendant une simple méditation.

Une équipe de chercheurs des Pays-Bas a publié une étude, qui semble suggérer qu'avec une formation adéquate, on pourrait apprendre à des volontaires à contrôler le système nerveux sympathique de leur corps, la partie qui contrôle la réaction de combat ou de fuite ainsi que leur réponse immunitaire, dans une certaine mesure.

Les chercheurs ont pris 24 volontaires et les ont répartis en deux groupes. Un groupe de 12 personnes a étudié les techniques de méditation sous la direction du néerlandais Wim Hof aussi connu sous le nom de « ice man » pour ses nombreux exploits qui repousse les limites du corps humain. Selon les chercheurs, l'entraînement comprenait la « méditation du troisième œil », une technique de respiration impliquant « une hyperventilation cyclique suivie d'une rétention du souffle » une méditation et une immersion dans de l'eau glacée.

Une fois les volontaires formés, les chercheurs ont exposé les 24 personnes à une toxine qui provoque des symptômes semblables à ceux de la grippe. En pratiquant leurs nouvelles techniques de méditation, les 12 sujets testés ont obtenu de bien meilleurs résultats que leurs homologues du groupe témoin.

En moyenne, les recrues qui ont suivi l'entraînement de Hof ont signalé moins de symptômes grippaux que celles qui ne l'ont pas fait. C'est quelque chose d'incroyable de penser qu'il est possible d'activer le système orthosympathique d'une telle façon. [34]

Lors d'une autre expérience visant à déterminer si le corps humain peut activer consciemment son système nerveux pour jouer sur son immunité, toujours en gardant la même technique respiratoire. Les résultats ont montré que les recrues entraînées ont produit des quantités plus faibles de plusieurs protéines associées à l'inflammation, et des niveaux plus élevés d'une

---

[34] Matthijs Kox,.Lucas T. van Eijk..

protéine de lutte contre l'inflammation appelée interleukine-10.

En conclusion la méthode provoque un changement dans le métabolisme qui contribue en partie à une réponse anti-inflammatoire.[35]

Le pouvoir de l'esprit entraîné sur le corps est vraiment une chose étonnante et remet en question de nombreux faits établis.

Renforçons nos défenses immunitaires :

Comment pouvez-vous améliorer votre système immunitaire ? Dans l'ensemble, votre système immunitaire fait un travail remarquable pour vous défendre contre les micro-organismes pathogènes. Mais parfois, il échoue : un germe réussit à vous envahir et vous rend malade. Est-il possible d'intervenir dans ce processus et de renforcer votre système immunitaire ?

---

[35] Jelle Zwaag, Rob Ter Horst (2020)

Le système immunitaire est précisément cela un système, pas une entité unique. Pour bien fonctionner, il a besoin d'équilibre et d'harmonie. Les chercheurs ignorent encore beaucoup de choses sur la complexité et l'interconnexion de la réponse immunitaire.

Votre première ligne de défense est d'opter pour un mode de vie sain. Suivre des directives générales de bonne santé est la meilleure mesure que vous puissiez prendre pour maintenir naturellement le bon fonctionnement de votre système immunitaire. Toutes les parties de votre corps, y compris votre système immunitaire, fonctionnent mieux lorsqu'elles sont protégées des agressions environnementales et soutenues par des stratégies de vie saine telles que celles-ci :

- Ne fumez pas.
- Adoptez un régime alimentaire riche en fruits et légumes.
- Faites régulièrement de l'exercice.
- Maintenez un poids sain.
- Si vous buvez de l'alcool, ne le faites qu'avec modération.
- Dormez suffisamment (minimum 7 heures par nuit)

- Prenez des mesures pour éviter les infections, comme vous laver les mains fréquemment et bien cuire les viandes.
- Essayez d'apprendre à gérer le stress et de manières plus globales à gérer vos émotions.

Le système immunitaire et l'âge :

Avec l'âge, notre capacité de réponse immunitaire se réduit, ce qui contribue à l'augmentation des infections et des maladies. L'augmentation de l'espérance de vie dans les pays développés s'est accompagnée d'une augmentation de l'incidence des maladies liées à l'âge.

Si certaines personnes vieillissent en bonne santé, de nombreuses études montrent que par rapport aux personnes plus jeunes, les personnes âgées sont plus susceptibles de contracter des maladies infectieuses et plus important encore, plus susceptibles d'en mourir. Les infections respiratoires, les maladies cardiovasculaires ou encore les problèmes de nutrition font partie des pathologies les plus fréquentes.

Que faire pour ralentir le vieillissement et préserver le système immunitaire des personnes âgées :

Il faut mettre en place des interventions sur l'environnement des personnes ainsi que sur le mode de vie, car on observe une diminution des réserves fonctionnelles de l'organisme, c'est-à-dire la capacité du corps à s'adapter aux situations d'agression. Pour cela il y a 3 grands axes :

-Activité physique et exposition à la lumière

-Limiter les facteurs extérieurs d'agression

-Nutrition (prévenir la dénutrition)

L'activité physique est très importante pour les personnes âgées. Avec l'âge elles ont tendance à être plus sédentaires. Il faut donc qu'elles augmentent leurs capacités fonctionnelles musculaires en travaillant la résistance et l'endurance. (Comme en musculation avec des petits poids, en faisant de la gym douce, des activités comme la marche rapide ou la randonnée).

Chez les séniors, il est important d'aider le corps face aux agressions extérieures (comme le stress, les infections, source de pollution, UV, etc..) Par exemple, des études sur les vaccins contre la grippe ont montré que chez les personnes âgées de plus de 65 ans, le vaccin produit une réaction moins efficace que chez les enfants en bonne santé (âgés de plus de 2 ans). Mais malgré cette baisse d'efficacité, les vaccinations contre la grippe ont considérablement réduit les taux de maladie et de décès chez les personnes âgées par rapport à l'absence de vaccination. L'objectif est vraiment de préserver et de renforcer l'équilibre du corps pour qu'il garde se capacités d'adaptation face à des facteurs déstabilisants.

Il semble y avoir un lien entre la nutrition et l'immunité chez les personnes âgées. Une forme de malnutrition étonnamment courante, même dans les pays riches, est connue sous le nom de dénutrition. La dénutrition qui se caractérise par un état pathologique résultant d'un déséquilibre Entre une insuffisance d'apports ou d'utilisation des nutriments et les besoins nécessaires au maintien d'un fonctionnement normal.

Les personnes âgées ont tendance à avoir une satiété précoce ce qui les conduit à moins manger ce qui peut provoquer des carences (vit B9 et B12 ++). Elles peuvent également souffrir de problèmes qui ne leur donnent pas envie de se restaurer, que ce soit une altération du goût ou de l'odorat ou bien encore un souci de dentition. Ce sont de nombreux facteurs qui agissent sur l'alimentation de ces personnes d'où l'importance d'une prise en charge globale.

Vous l'aurez compris une dénutrition entraîne un amaigrissement par perte du muscle ce qui accentue le risque de chute, en même temps les besoins énergiques ne sont pas comblés (notamment un manque de protéine) ce qui altère les fonctions métaboliques du corps et déstabilise le système immunitaire. Le corps se retrouve de plus en plus exposé aux infections et autres agressions avec une difficulté accrue pour en venir à bout.

Le régime alimentaire et votre système immunitaire :
Comme nous avons eu l'occasion de le voir, l'alimentation est vraiment d'une importance capitale pour notre santé.

Rappelez-vous qu'un mauvais régime alimentaire provoquera une inflammation des intestins.

Diverses carences en micronutriments par exemple en zinc, en sélénium, en fer, en cuivre, en acide folique et en vitamines A, B6, C et E modifierons aussi les réponses immunitaires et affaibliront le corps.

Le fait de porter des kilos en trop affecte également la fonction immunitaire, explique le Dr Heber, directeur fondateur du UCLA Center for Human Nutrition. Les réserves de graisse, autrefois considérées comme des tissus inertes, sécrètent en fait des hormones et des substances chimiques qui stimulent l'inflammation. Médicalement connue sous le nom de tissu adipeux, la graisse est aujourd'hui considérée comme un organe endocrinien métaboliquement actif.

Alors, manger le mieux possible et votre corps sera vous être reconnaissant en vous protégeant.

Améliorer l'immunité grâce aux plantes et aux compléments alimentaires ?

Nous allons maintenant parler d'huile essentielle.

Une huile essentielle est un liquide concentré en substances végétales, obtenu par extraction ou distillation de molécules volatiles de la plante d'origine. Les huiles essentielles issues de différentes plantes possèdent donc des propriétés différentes, dépendantes de la composition d'origine.

Le Dr Dominique Baudoux nous explique que grâce à certaines propriétés des molécules (comme les phénols), les huiles essentielles sont capables de procéder à l'élimination de nos ennemis au niveau du tube digestif. Elles assainissent les déséquilibres bactériens du microbiote intestinal en détruisant les populations de bactéries, de parasites ou de champignons vivant à nos dépens, qui se seraient installés de façon intrusive ou abusive dans nos intestins. Déséquilibrant par là même notre microbiote avec l'impact que l'on vu sur le système immunitaire.

L'Organisation mondiale de la santé (**OMS**) a déclaré que d'ici 2030 les antibiotiques ne seront plus efficaces sur certaines bactéries, car leurs actions se font par le biais d'une seule molécule que la bactérie peut facilement contrecarrer en mutant puis en formant des souches résistantes aux antibiotiques.

Au contraire, l'huile essentielle agit grâce à la totalité des molécules qui la compose, ce qui fait que chaque molécule interagit avec les autres, c'est ce qu'on appelle une synergie. Du fait de cette multiplicité de molécule, les bactéries ont du mal à muter pour se protéger.

Dans certains cas, les huiles essentielles peuvent être aussi efficaces voir plus efficaces que les antibiotiques, et sans les effets secondaires néfastes.

Nous allons voir à présent les huiles essentielles incontournables pour booster votre immunité en prévention, pour renforcer vos défenses naturelles, ou en usage curatif.

Voici une formule très efficace pour renforcer l'immunité du corps, cependant vous pouvez trouver de nombreuses synergies différentes à adapter selon les spécificités de chacun.

Renforcez son immunité, prenez votre flacon vide, et ajoutez :

- 100 gouttes d'huile essentielle de Ravintsara
- 30 gouttes d'huile essentielle de Tea Tree
- 10 gouttes d'huile essentielle de Thym à Thymol
- 30 gouttes d'huile essentielle de Citron zeste

Appliquer en massage 2 gouttes du mélange sur le thorax et 2 gouttes sur le dos ou si vous préféré sur la voute plantaire ou le creux des poignets. Renouveler l'application 3 fois par jour pendant 5 jours. [36]

---

[36] De la charie t,(2019)

Précaution particulière :

- Cette synergie est photo sensibilisante (à cause du citron): ne pas s'exposer au soleil de manière prolongée dans les 12 heures après son application sur la zone.
- Les personnes asthmatiques et épileptiques doivent demander conseil à leur médecin et celles souffrant de troubles cardiaques ne doivent pas l'utiliser. Ne pas utiliser chez les enfants de moins de 6 ans et chez la femme enceinte.
- Avant d'utiliser n'importe quelle huile essentielle, il est recommandé de réaliser le test allergique avec le mélange dans le creux du coude avant toute utilisation.

Les huiles essentielles sont puissantes et doivent être considérées au même titre que les médicaments. Avant toute utilisation, lisez les précautions d'emploi. Consultez un professionnel de santé pour toute indication thérapeutique. N'associez pas les huiles essentielles et traitements médicamenteux sans avis médical.

Le stress et la fonction immunitaire :

La médecine moderne a pris conscience de la relation étroite qui existe entre le corps et l'esprit. Le stress est difficile à définir. Voici quelques exemples de déclencheurs de stress, également appelés facteurs de stress[37] :

- facteurs de stress chimiques (Produits chimiques, drogues)
- facteurs de stress physiologiques (Chaleur, bruit, la faim, la soif)
- facteurs de stress physiques (une blessure, la maladie)
- facteurs de stress psychiques (Insécurité, peur de l'échec)
- facteurs de stress sociaux (Conflits, harcèlement.).

Ce qui peut sembler être une situation stressante pour une personne ne l'est pas pour une autre.

---

[37] PNAS

Une grande variété de maladies, dont les troubles gastriques, le psoriasis ou encore l'eczéma varient en fonction du niveau de stress. Par exemple il n'est pas rare qu'une femme stressée observe un dérèglement de son cycle menstruel. Comme nous venons de le voir avec les quelques pathologies précédentes, le stress impacte le corps, mais il a également une action sur le système immunitaire. Toutefois il est plus difficile à visualiser, car ça se passe au niveau des cellules du corps.

De nombreuses études ont été menées à ce sujet. Elles ont permis de montrer que le stress psychologique, qui est associé à la production d'adrénaline et de noradrénaline (hormones du stress), a été associé à un risque plus élevé de développer des maladies infectieuses aiguës.[38] [39]

Les résultats de ces études vont dans le même sens que des études antérieures, montrant que la susceptibilité de l'hôte à l'infection implique, non seulement le système immunitaire de l'hôte, mais aussi la capacité des tissus parenchymateux (c'est-à-dire dont les cellules ont une activité physiologique, par opposition

---

[38] Kiecot-Glasser 2005
[39] Mickael r, Steven cole 2011

aux tissus conjonctifs, qui eux servent de soutien) à tolérer ou à réagir aux dysfonctionnements induits par les agents pathogènes (agresseur)[40]

Le mécanisme est le suivant :

Les conditions extérieures (exemple le stress par rapport à une dispute) ressenties comme un stress par le système nerveux central vont déclencher des signaux inflammatoires provoquant une réaction en chaîne qui conduit à une prise de décision des cellules de l'immunité concernant la menace. C'est-à-dire que la voie du stress en déclenchant des signaux va réguler à la baisse la réponse inflammatoire innée qui est normalement requise pour l'élimination des virus, affectant ainsi la condition physique de l'hôte.[41]

Le froid affaiblit-il le système immunitaire ?

Presque toutes les mères l'ont dit : « Porte une veste ou tu vas attraper froid ! » A-t-elle raison ? Même s'il faut toujours écouter sa mère, dans ce cas précis c'est à nuancer. L'exposition à des températures

---

[40] Ruslan Medzhitov 2012
[41] Inserm

modérément froides n'augmente pas votre susceptibilité aux infections. Il y a deux raisons pour lesquelles l'hiver est la « saison des rhumes et des grippes ». En hiver, les gens passent plus de temps à l'intérieur, en contact plus étroit avec d'autres personnes qui peuvent leur transmettre leurs germes. En outre, le virus de la grippe reste plus longtemps en suspension dans l'air lorsque celui-ci est froid et moins humide.

Aussi, le froid va fragiliser les voies respiratoires. L'air froid est en effet naturellement réchauffé par les muqueuses nasales. La muqueuse nasale se dessèche et ne remplit plus correctement son rôle de premières barrières contre les virus. Ces derniers peuvent pénétrer plus facilement dans le nez. Les bronches sont également mises à rude épreuve : les cils qui nettoient régulièrement ces dernières sont également moins efficaces lorsque les températures sont hivernales. Tous ces éléments expliquent, au moins en partie, la recrudescence en hiver des rhumes et autres maladies.

Selon de nombreuses recherches, il n'y a donc pas lieu de s'inquiéter d'une exposition modérée au froid, qui n'a aucun effet néfaste sur le système immunitaire humain. [42] [43] Le froid vient simplement agresser d'une certaine manière le corps, mais si le corps n'est pas fragilisé il s'adaptera sans problème à ces conditions.

En revanche il faut bien comprendre que peu importe l'exposition au froid comme au chaud, le corps doit toujours maintenir son homéostasie (c'est-à-dire un équilibre entre ses différentes fonctions). Donc si l'on vient de façon récurrente mettre le corps dans des conditions qu'il ressent comme hostile, alors il y a de fortes chances pour qu'il s'affaiblisse.

Faut-il s'emmitoufler quand il fait froid dehors ? La réponse est « oui » si vous comptez rester dehors pendant une période prolongée, où des problèmes tels que les gelures et l'hypothermie sont à craindre. Mais ne vous inquiétez pas pour l'immunité.

Depuis l'antiquité, les Romains avaient pour coutumes d'utiliser des bains de température croissante. Il commencés par un tiède puis de plus en plus chaud jusqu'à finir par un bain froid. Pour eux cela avait de nombreuses vertus notamment pour rester en bonne santé.

---

[42] Mooventhan a, Nivethita l.
[43] Buijze Ga, et al.

Ce principe nous le retrouvons par exemple dans la culture des pays nordiques. Ils passent un petit moment dans le sauna et finissent par se tremper dans de l'eau froide.

Il est décrit dans la littérature scientifique que la prise régulière de douche froide va stimuler le métabolisme qui s'accélère, entraînant une augmentation de la circulation des cellules immunitaires. Par conséquent un renforcement de l'immunité. De plus, si on l'associe comme nous l'avons vu à une alternance de chaud et de froid, le chaud va créer une vasodilatation (augmentation de la circulation sanguine) suivie du froid et de sa capacité à augmenter le métabolisme, le corps en sort renforcé.

L'activité physique renforce l'immunité :

Comme nous l'avons déjà vu, mais il est important de rappeler que l'activité physique régulière est bénéfique pour la santé, mieux vaut un peu d'activité que pas du tout. Il convient à chacun de trouver l'activité qui lui procure du bien-être. Nous allons ici parler de la marche, c'est l'activité la plus simple à pratiquer et vous allez le voir, elle possède de très nombreux avantages.

Marcher c'est s'ouvrir une porte sur le monde, c'est autant un moyen de déplacement qu'en moyen de s'évader et de se retrouver soi-même. Ceci me rappelle une citation de jean Giono qui disait :

« Si tu n'arrives pas à penser, marche ; si tu penses trop, marche ; si tu penses mal, marche encore. »

La pratique de la marche rapide est très bénéfique pour différents systèmes du corps. En plus du plaisir de se promener, on peut observer :

- Une activation du système immunitaire
- Une amélioration de la circulation sanguine ce qui contribue au renforcement cardiovasculaire
- Une amélioration de la circulation lymphatique entraînant une meilleure évacuation des déchets du corps
- Une oxygénation des cellules du corps
- Les articulations sont lubrifiées et les tissus cartilagineux sont nourris

- Les ligaments et tendons conservent leurs élasticités

« L'activité physique accroît la réponse immunitaire innée et adaptative » selon Delphine Sauce, chercheuse à l'**INSERM** et membre de la Société française d'immunologie (**SFI**). Ces globules blancs nous permettent d'adapter nos moyens de défense aux bactéries et aux virus que nous rencontrons, et de les garder en mémoire. Ces bénéfices sont présents pour une activité régulière et modéré, cependant les bienfaits du sport sur l'immunité semblent disparaître quand l'exercice devient trop long ou trop intense. Selon diverses hypothèses, mettre en veille le système immunitaire permettrait d'économiser de l'énergie ou d'éviter des réactions inflammatoires excessives. (Les marathoniens seraient donc plus vulnérables les jours suivant une course).

La marche est donc un bon moyen pour dépenser son énergie, mais il est possible d'accumuler encore plus de bénéfices. La solution est de marcher en forêt.[44]

Un concept nous vient du japon : shinrin-yoku ou (bain de forêt)

En 1982, l'Agence forestière du Japon propose pour la première fois d'intégrer le Shinrin-yoku dans les préconisations d'une bonne hygiène de vie. En 2012, le Dr Qing Li et plusieurs de ses collègues fondent une nouvelle discipline appelée « sylvothérapie ».

La « sylvothérapie » est une pratique de guérison basée sur la recherche par immersion dans les forêts dans le but de promouvoir la santé mentale et physique et d'améliorer la prévention des maladies tout en étant en mesure de profiter et d'apprécier la forêt.

On peut vraiment décrire cela comme un « bain de foret » en effet on est immergé dans un univers ou la végétation vient nous envelopper, on vient sentir le parfum des arbres et du sol frais. On peut entendre le

---

[44] Bum-jin Park, et al.

bruit du vent dans les arbres et les sons des animaux, tout cela pour nous faire sentir la vie environnante.

Il étonnant de voir que malgré que la majorité de la population mondiale vivent en ville, il y ait ce besoin permanent de retourner à la nature. Ce serait une erreur de croire que l'on est des sujets évoluant dans tel ou tel décor (foret, ville, etc.). Nous faisons plutôt partie d'un ensemble vivant qui interagit entre ces membres. La biophilie est une des théories avancées par le biologiste Edward O. Wilson. Elle consiste à dire qu'inconsciemment, on retrouve ce qui nous a permis de survivre et d'évoluer depuis des millénaires. Une nature verdoyante, baignée de lumière, la proximité d'un point d'eau, de manière générale ce qui est favorable à la vie; notre cerveau s'en souvient et le fait d'être en contact de se milieu naturel provoque des effets positifs.[45]

Les bénéfices de cette méthode « sylvothérapie » s'expliquent en partie par la libération dans l'air de certaines substances provenant des arbres appelés les phytocides. Ces molécules que sécrètent les arbres naturellement pour assainir leur environnement sont antibactériennes, antifongiques et antioxydantes, on en

---

[45] Kotte d, Li,Shin, 2019

retrouve certaines molécules dans les huiles essentielles. De quoi être relax après une bonne balade en forêt.

Autre fait intéressant ces odeurs que l'on respire en forêt ont une influence sur les cellules Natural killer qui joue un rôle sur l'immunité (cellule de la famille des globules blancs).

Le Dr Qing Li a montré qu'après 6h de promenade dans une forêt il y a une augmentation de certaines cellules immunitaire comme les natural killer de 50%, puis ce taux de cellule persiste sur plusieurs semaines environ 1 mois. C'est donc un bon moyen de stimuler son immunité.

Voici certains avantages pour la santé de la sylvothérapie[46] :

- Réduit les hormones liées au stress
- Augmente l'activité du nerf parasympathique et rétablis l'équilibre au niveau du système nerveux
- Améliore la condition cardiovasculaire et diminue la pression artérielle
- Stimule le système immunitaire avec une augmentation du nombre de cellules immunitaire
- Soulage les conditions stressantes telles que la tension, la dépression, la colère, la fatigue, la confusion
- Améliore le bien-être et l'énergie vitale d'une personne
- Améliore les symptômes subjectifs de la douleur physique
- Améliore l'humeur et la santé mentale

---

[46] Nippon medical school

Les points d'accupression qui renforce l'immunité :

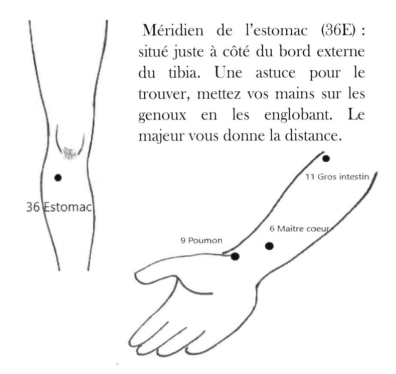

Méridien de l'estomac (36E) : situé juste à côté du bord externe du tibia. Une astuce pour le trouver, mettez vos mains sur les genoux en les englobant. Le majeur vous donne la distance.

Méridien du poumon (9P) : situé sur le pli de flexion du poignet, dans une dépression située dans le prolongement du pouce juste à la base du poignet.

Méridien du Maître du cœur (6MC) : situé sur la face interne du bras au centre, a trois travers de doigt en partant du pli du poignet.

Méridien du gros intestin (11 Gi) : situé sur la partie la plus externe du pli du coude.

Méridien du triple réchauffeur (5TR) : situé sur la face externe du bras au centre, a trois travers de doigts en partant du pli du poignet. Il est symétrique au point (6 MC).

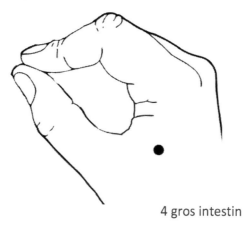

4 gros intestin

Méridien du gros intestin (4GI) : Situé dans la zone charnue entre le pouce et l'index

Méridien du Reins (27R) : Ce point se situe sous les clavicules et il est proche du sternum

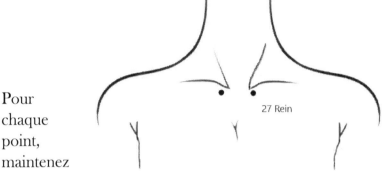

Pour chaque point, maintenez la pression ou faites de petits mouvements circulatoires de 30 secs à 2 min. Faites les points des deux côtés du corps un après l'autre. Et ne vous inquiétez pas si la précision du point est approximative, le doigt est une surface assez large qui englobera le point. L'important est de se concentrer sur la sensation lors de la pression et vous trouverez facilement ces points.

CONCLUSION

Depuis quelque temps, quelque chose a changé dans la conscience du monde. Il y a une prise de conscience de l'importance des dommages que l'activité humaine peut causer (pollution, agriculture intensive, alimentation industriels etc...). Ce mode de vie a un impact sur la santé et il semble évident de vouloir trouver des solutions à ces problèmes. Le monde moderne apporte une meilleure espérance de vie grâce à de nombreux progrès. Toutefois pour beaucoup de personnes il y a un besoin de « revenir à l'essentiel » tout comme, lorsque l'on a perdu son chemin, le meilleur choix peut être de revenir sur ses pas et de prendre un nouveau départ, car notre mode de vie nous a fait oublier certaines choses essentielles.

J'espère qu'en lisant ce livre les deux grands fondements suivants pour entamer un « retour aux sources » vous ont paru dignes d'intérêt : nous sommes des êtres vivants. Nous sommes ce que nous mangeons. C'est sur ces principes éminemment simples qu'il convient de se recentrer, afin de renouer avec son moi profond. Nous entamons une prise de conscience de ce que nous avons perdu, et de ce qu'il nous faut retrouver. Les réponses apportées ici ne seront pas toujours faciles à appliquer dans la vie quotidienne. Changer sa façon de vivre demande du temps, de la volonté et de l'humilité, car le chemin à parcourir n'est pas forcément simple.

Cependant, cette initiative ne peut être prise que par vous-même. N'attendez pas que le changement vienne d'ailleurs, mais prenez les devants et soyez acteur de votre santé. Comme vous avez pu le constater à travers ces pages, les changements que vous pouvez d'ores et déjà mettre en œuvre pour bénéficier d'une vie meilleure sont simples et très concrets. Prendre conscience de sa condition d'être vivant, soumis avant tout à des besoins biologiques. Répondre à ces besoins en comprenant intimement ce qui est bon pour nos intestins.

Construire notre corps avec les bons nutriments, et lui procurer de l'énergie vitale est essentiel. Tout comme le tube digestif, la tête et le cœur ont eux aussi une grande place dans nos vies : le plus important est de savoir relier ces différents moi, et de les harmoniser. Cela commence avec la nourriture, car ce sont nos choix diététiques qui déterminent notre état de santé. Le cœur ou encore notre conscience intérieure ce sera notre boussole, c'est ce qui compte au fond de nous-mêmes, ce pourquoi nous faisons les choses. La tête ou le mental est un excellent exécutant, mais un mauvais décideur il est facilement influencé par les pulsions, les émotions et nous renvoie une image de la réalité qui n'est pas forcément juste. Notre tête trouve aisément des justifications à ses décisions inadéquates et ses changements de direction.

Si l'on ne fait pas attention à ce lien qui harmonise nos trois moi, c'est à ce moment-là que l'on perd le fil et que l'on ne fait plus attention à nos besoins physiologiques.

 Parfois, il nous manque la force d'aller de l'avant, bien que nous en ayons la motivation. Parfois encore, c'est la lassitude qui nous prive de toute motivation. Et l'on se sent coupable, blâmable de ne pas trouver en nous l'énergie d'avancer. À partir de maintenant c'est pas à pas que vous allez progresser. C'est au niveau de nos propres cellules que le changement commence à être possible, de petites actions dans la même direction aboutiront à un grand résultat. Mettez de côté tout ce que vous savez, et concentrez-vous seulement sur cette vérité : « Je vis, ici, et maintenant ». Que ce soit pour retrouver la santé intestinale ou n'importe quel autre défi dans votre vie, si vous vous impliquez de tout votre corps alors rien n'est impossible.

Bibliographie

1. *Modulation of DNA Conformation by Heart-Focused Intention – McCraty, Atkinson, Tomasino, 2003*

2. Santé publique France

3. D'après le Dr TURNER (Buckley, Aaron / Turner, Jerrold R. · Départements de pathologie et de médecine (gastroentérologie), Brigham and Women's Hospital et Harvard Medical School, Boston, Massachusetts 02115. · Cold Spring Harb Perspect Biol · Pubmed #28507021.)

4. Turner JR: Intestinal mucosal barrier function in health and disease. Nat Rev Immunol. 2009;9(11):799–809. 10.1038/nri2653

5. Arrieta MC, Bistritz L, Meddings JB: Alterations in intestinal permeability. Gut. 2006;55(1):1512–20. 10.1136/gut.2005.085373

6. Fasano A, Not T, Wang W, et al.: Zonulin, a newly discovered modulator of intestinal permeability, and its expression in coeliac disease. Lancet. 2000;355(9214):1518–9. 10.1016/S0140-6736(00)02169-3

7. Wang W, Uzzau S, Goldblum SE, et al.: Human zonulin, a potential modulator of intestinal tight junctions. J Cell Sci. 2000;113 Pt 24:4435–40

8. El Asmar R, Panigrahi P, Bamford P, et al.: Host-dependent zonulin secretion causes the impairment of the small intestine barrier function after bacterial exposure. Gastroenterology. 2002;123(5):1607–15. 10.1053/gast.2002.36578

9. Drago S, El Asmar R, Di Pierro M, et al.: Gliadin, zonulin and gut permeability: Effects on celiac and non-celiac intestinal mucosa and intestinal cell lines. Scand J Gastroenterol. 2006;41(4):408–19. 10.1080/00365520500235334

10. Alessio Fasano : All disease begins in the (leaky) gut: role of zonulin-mediated gut permeability in the pathogenesis of some chronic inflammatory diseases doi: 10.12688/f1000research.20510.1

11. Su L, Le Shen, Clayburgh DR, et al. : Targeted epithelial tight junction dysfunction causes immune activation and contributes to development of experimental colitis. Gastroenterology. 2009;136(2):551–63. 10.1053/j.gastro.2008.10.081 -

12. Sturgeon C, Lan J, Fasano A: Zonulin transgenic mice show altered gut permeability and increased morbidity/mortality in the DSS colitis model. Ann N Y Acad Sci. 2017;1397(1):130–42. 10.1111/nyas.13343

13. Exploiting the Zonulin Mouse Model to Establish the Role of Primary Impaired Gut Barrier Function on Microbiota Composition and Immune Profiles . Miranda-Ribera A, Ennamorati M, Serena G, Cetinbas M, Lan J, Sadreyev RI, Jain N, Fasano A, Fiorentino M.Front Immunol. 2019 Sep 19;10:2233. doi: 10.3389/fimmu.2019.02233. eCollection 2019

14. Lammers KM, Lu R, Brownley J, et al.: Gliadin induces an increase in intestinal permeability and zonulin release by binding to the chemokine receptor CXCR3. *Gastroenterology.* 2008;135(1):194–204.e3. 10.1053/j.gastro.2008.03.023

15. Leffler DA, Kelly CP, Green PH, et al.: Larazotide acetate for persistent symptoms of celiac disease despite a gluten-free diet: a randomized controlled trial. Gastroenterology. 2015;148(7):1311–9.e6. 10.1053/j.gastro.2015.02.008

16. Altérations ultrastructurales des muqueuses et augmentation de la perméabilité intestinale chez les patients diabétiques non coeliaques de type I. Secondulfo M, Iafusco D, Carratù R, deMagistris L, Sapone A, Generoso M, Mezzogiomo A, Sasso FC, Cartenì M, De Rosa R, Prisco F, Esposito V.Dig Liver Dis. 2004 Jan;36(1):35-45. doi: 10.1016/j.dld.2003.09.016.

17. Restoration of impaired intestinal barrier function by the hydrolysed casein diet contributes to the prevention of type 1 diabetes in the diabetes-prone BioBreeding rat. Visser JT, Lammers K, Hoogendijk A, Boer MW, Brugman S, Beijer-Liefers S, Zandvoort A, Harmsen H, Welling G, Stellaard F, Bos NA, Fasano A, Rozing J. Diabetologia. 2010 Dec;53(12):2621-8. doi: 10.1007/s00125-010-1903-9. Epub 2010 Sep 19

18. Watts T, Berti I, Sapone A, et al.: Role of the intestinal tight junction modulator zonulin in the pathogenesis of type I diabetes in BB diabetic-prone rats. Proc Natl Acad Sci U S A. 2005;102(8):2916–21. 10.1073/pnas.0500178102

19. Buhner S, Buning C, Genschel J, et al.: Genetic basis for increased intestinal permeability in families with Crohn's disease: role of CARD15 3020insC mutation? Gut. 2006;55(3):342–7. 10.1136/gut.2005.065557

20. Increased intestinal permeability and NOD2 variants in familial and sporadic Crohn's disease. D'Incà R, Annese V, di Leo V, Latiano A, Quaino V, Abazia C, Vettorato MG, Sturniolo GC.Aliment Pharmacol Ther. 2006 May 15;23(10):1455-61. doi: 10.1111/j.1365-2036.2006.02916.x.PMID: 16669960

21. Camilleri M, Gorman H: Intestinal permeability and irritable bowel syndrome. *Neurogastroenterol Motil.* 2007;19(7):545–52. 10.1111/j.1365-2982.2007.00925.x

22. Dysbiosis and zonulin upregulation alter gut epithelial and vascular barriers in patients with ankylosing spondylitis. Ciccia F, Guggino G, Rizzo A, Alessandro R, Luchetti MM, Milling S, Saieva L, Cypers H, Stampone T, Di Benedetto P, Gabrielli A, Fasano A, Elewaut D, Triolo G. Ann Rheum Dis. 2017 Jun;76(6):1123-1132. doi: 10.1136/annrheumdis-2016-210000. Epub 2017 Jan 9.

23. Camara-Lemarroy CR, Silva C, Greenfield J, et al.: Biomarkers of intestinal barrier function in multiple sclerosis are associated with disease activity. Mult Scler. 2019:1352458519863133. 10.1177/1352458519863133

24. Ciccia F, Guggino G, Rizzo A, et al.: Dysbiosis and zonulin upregulation alter gut epithelial and vascular barriers in patients with ankylosing spondylitis. Ann Rheum Dis. 2017;76(6):1123–32. 10.1136/annrheumdis-2016-210000

25. Olszanecka-Glinianowicz M, Chudek J, Kocełak P, et al.: Body fat changes and activity of tumor necrosis factor α system--a 5-year follow-up study. Metabolism. 2011;60(4):531–6. 10.1016/j.metabol.2010.04.023

26. Kuzma JN, Hagman DK, Cromer G, et al.: Intraindividual Variation in Markers of Intestinal Permeability and Adipose Tissue Inflammation in Healthy Normal-Weight to Obese Adults. Cancer Epidemiol Biomarkers Prev. 2019;28(3):610–5. 10.1158/1055-9965.EPI-18-0641

27. Mörkl S, Lackner S, Meinitzer A, et al.: Gut microbiota, dietary intakes and intestinal permeability reflected by serum zonulin in women. Eur J Nutr. 2018;57(8):2985–97. 10.1007/s00394-018-1784-0

28. Proc Natl Acad Sci U S A. 2004 Nov 2; 101(44): 15718–15723. Published online 2004 Oct 25. doi: 10.1073/pnas.0407076101 PMCID: PMC524219 PMID: 15505215 Medical Sciences The gut

microbiota as an environmental factor that regulates fat storage Fredrik Bäckhed

29. Fasano A. Zonulin and its regulation of intestinal barrier function: the biological door to inflammation, autoimmunity, and cancer. Physiol Rev 2011;91:151–7).

30. Journal of Experimental Social Psychology Volume 71, July 2017, Pages 42-48 Journal of Experimental Social Psychology Case Report You are what you eat: An empirical investigation of the relationship between spicy food and aggressive cognition Author links open overlay panelRishtee K.BatraaTanukaGhoshalaRajagopalRaghunathanb

31. Chao et al. Effects of Probiotics on Depressive or Anxiety Variables in Healthy Participants Under Stress Conditions or With a Depressive or Anxiety Diagnosis: A Meta-Analysis of Randomized Controlled Trials. Front Neurol. 2020.

32. Motricité de l'estomac et de l'intestin grêle - 01/11/17 [9-000-A-20] - Doi : 10.1016/S1155-1968(17)27451-3 P. Ducrotté, C. Melchior , A.-M. Leroi , G. Gourcerol

33. Dietary Guidelines for Americans.

34. Voluntary activation of the sympathetic nervous system and attenuation of the innate immune response in humans Matthijs Kox,.Lucas T. van Eijk (2014)www.pnas.org/cgi/doi/10.1073/pnas.1322174111

35. Metabolites 2020 Apr 10;10(4):148. Involvement of Lactate and Pyruvate in the Anti-Inflammatory Effects Exerted by Voluntary Activation of the Sympathetic Nervous System. Jelle Zwaag, Rob Ter Horst https://doi.org/10.3390/metabo10040148

36. De la Charie, T. (2019). Se soigner par les huiles essentielles. Pourquoi et comment ça marche ? Éditions du Rocher.

37. https://www.pnas.org/doi/full/10.1073/pnas.2202780119

38. Discov Med 2005 Apr;5(26):165-9. How stress damages immune system and health Ronald Glaser 1, Janice Kiecolt-Glaser

39. Nat Rev Immunol 2011 Aug 5;11(9):625-32. doi: 10.1038/nri3042. Reciprocal regulation of the neural and innate immune systems Michael R Irwin 1, Steven W Cole

40. Science 2012 Feb 24;335(6071):936-41. doi: 10.1126/science.1214935. Disease tolerance as a defense strategy Ruslan Medzhitov 1, David S Schneider, Miguel P Soares

41. https://presse.inserm.fr/quand-le-stress-affaiblit-les-defenses-immunitaires/38527/

42. Mooventhan A, Nivethitha L. Effets fondés sur des preuves scientifiques de l'hydrothérapie sur divers systèmes du corps

43. Buijze GA, et al. L'effet de la douche froide sur la santé et le travail: un essai contrôlé randomisé. PLoS One. 2016; 11 (9): e0161749.

44. Silva Fennica vol. 43 no. 2 article id 213 | 2009 | Bum-Jin Park (email), Yuko Tsunetsugu, Tamami Kasetani, Takeshi Morikawa, Takahide Kagawa, Yoshifumi Miyazaki Physiological effects of forest recreation in a young conifer forest in Hinokage Town, Japan

45. Kotte, D., Li, Q, Shin, W.S. & Michalsen, A. (éds.) (2019). Manuel international de thérapie forestière. Newcastle upon Tyne, Royaume-Uni; Éditions Cambridge Scholars

46. Nippon Medical School

47. Micronutrient Improvement of Epithelial Barrier Function in Various Disease States: A Case for Adjuvant Therapy. DiGuilio KM, Rybakovsky E, Abdavies R, Chamoun R, Flounders CA, Shepley McTaggart A, Harty RN, Mullin JM. Int J Mol Sci. 2022 Mar 10;23(6):2995. doi: 10.3390/ijms23062995

Les conseils présentés dans ce livre ont été vérifiés avec soin par l'auteur, toutefois ils ne peuvent en aucun cas se substituer à un avis médical professionnel. Dans ce sens, les informations transmises dans ce livre son à buts informatifs et sont délivrées sans aucune garantie de la part de l'auteur. L'auteur décline toute responsabilité concernant d'éventuels dommages corporels, matériels ou pécuniaires.

ISBN : 9798848048575

Dépôt légal : Aout 2022

Toute représentation ou reproduction, intégrale ou partielle, faite sans le consentement de l'auteur, ou de ses ayants droit ou ayants cause, est illicite (loi du 11 mars 1957, alinéa 1er de l'article 40). Cette représentation ou reproduction par quelque procédé que ce soit, constituerait une contrefaçon sanctionnée par les articles 425 et suivants du code pénal.

Printed in France by Amazon
Brétigny-sur-Orge, FR